Clinical Application of Immunocytes

# 免疫细胞临床应用

陈继冰　穆　峰　王雪莹◎主编

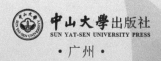

中山大学出版社
SUN YAT-SEN UNIVERSITY PRESS

·广州·

**图书在版编目（CIP）数据**

免疫细胞临床应用/陈继冰，穆峰，王雪莹主编．—广州：中山大学出版社，2021.12
ISBN 978 - 7 - 306 - 07377 - 8

Ⅰ.①免…　Ⅱ.①陈…②穆…③王…　Ⅲ.①免疫细胞—临床应用—研究
Ⅳ.①R392.12

中国版本图书馆 CIP 数据核字（2021）第 257686 号

MIANYIXIBAO LINCHUANG YINGYONG

出　版　人：王天琪
策划编辑：邓子华
责任编辑：邓子华
封面设计：曾　斌
责任校对：吴茜雅
责任技编：靳晓虹
出版发行：中山大学出版社
电　　话：编辑部 020 - 84110283，84113349，84111997，84110779，84110776
　　　　　发行部 020 - 84111998，84111981，84111160
地　　址：广州市新港西路 135 号
邮　　编：510275　传　　真：020 - 84036565
网　　址：http://www.zsup.com.cn　E-mail：zdcbs@mail.sysu.edu.cn
印　刷　者：广东虎彩云印刷有限公司
规　　格：787mm×1092mm　1/16　9.25 印张　220 千字
版次印次：2021 年 12 月第 1 版　2025 年 3 月第 2 次印刷
定　　价：68.00 元

# 作者简介

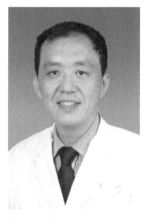

陈继冰，2007 年毕业于吉林大学白求恩医学部免疫学专业，获博士学位。现任暨南大学附属复大肿瘤医院中心实验室主任、暨南大学附属复大肿瘤医院细胞治疗中心主任，并担任新疆医科大学客座教授、国际干细胞再生医学学会常务委员、广东省精准医学应用学会常务委员、广东省肿瘤康复学会常务委员等学术职务。于 2011 年和 2014 年分别在美国的安德森癌症中心和密歇根大学进行细胞治疗研究。在厦门大学、暨南大学从事免疫细胞治疗的实践研究 10 年，临床治疗 5 万余名患者。在 SCI 收录的期刊上已发表医学论文 108 篇。曾受邀参加第16 届、第 17 届国际冷冻治疗大会，其发言论文分别获最佳演讲奖和优秀论文奖。在肿瘤的免疫细胞治疗方面，获得 5 项发明专利授权（分别为"卵巢癌干细胞疫苗及其制备方法与应用""结肠癌干细胞疫苗及其制备方法与应用""肝癌干细胞疫苗及其制备方法与应用""乳腺癌干细胞疫苗及其制备方法与应用""一种外周血 NK 细胞的体外诱导扩增培养方法"）、5 项实用新型专利授权和 5 项软件著作权授权。主编《氢分子疗法》、《干细胞临床应用》、*Hydrogen Oncology*。

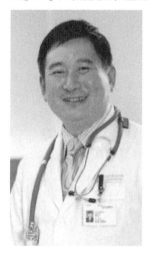

穆峰，1996 年毕业于第四军医大学，获博士学位。副教授，副主任医师。任职于暨南大学，兼任俄罗斯国立外科研究所客座教授，并担任中国抗癌协会康复分会常务委员、中国抗癌协会肿瘤热疗专业委员会副主席、中国抗癌协会肿瘤传统医学专业委员会常务委员、广东省肿瘤康复学会常务委员等学术职务。在从事临床胸外科工作的同时，广泛参与分子生物学研究和细胞免疫治疗。2009 年，在丹麦哥本哈根大学做访问学者，研究方向为细胞临床治疗。共发表医学研究论文 83 篇。主编《氢分子疗法》《干细胞临床应用》。

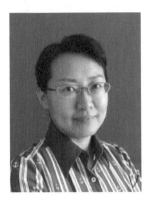

　　王雪莹，2005 年毕业于吉林大学白求恩医学部皮肤病专业，获医学硕士学位。皮肤科主治医师。为广州四叶草健康科技有限公司创始人。

　　2005—2011 年，先后在沈阳皮肤病专科医院和厦门大学附属中山医院从事皮肤病临床治疗工作。2008 年，在第四军医大学西京医院进修。2011—2015 年，从事皮肤激光治疗及抗衰老研究。2015 年至今，致力于皮肤相关疾病的细胞治疗研究。主编《干细胞临床应用》。

# 序 一

阅读了陈继冰、穆峰和王雪莹主编的《免疫细胞临床应用》一书后，我颇有收获。这三位医生参考本科生和研究生应用的《医学免疫学》的行文结构，将医学免疫学、临床肿瘤学和分子生物学的相关专业知识进行有机结合，对时下免疫细胞治疗的发展进行全方位、立体式的总结。

陈继冰博士是我回国工作后在白求恩医科大学带的第 1 批研究生，在多种自身免疫病动物模型的发病机理研究方面有长期、深入的研究。他毕业后曾在厦门大学从事教学和科研工作。在这 4 年的工作期间，他对器官移植的慢性排斥和记忆性排斥进行多方法、多角度的组合应用研究，并发表 SCI 收录的论文 26 篇。进入暨南大学附属复大肿瘤医院工作后，他在冷冻免疫和肿瘤的细胞治疗方面做了大量研究，从海外引进多种免疫细胞治疗技术，治疗了 1 万余例肿瘤患者，并积累了丰富的临床经验。其研究成果发表在国际专业期刊上，论文数量已达 108 篇。

免疫细胞疗法是近 10 年发展起来的一种新兴治疗技术，许多临床医生和患者对此还缺乏了解。陈继冰博士和本书的其他两位编者系统地总结了国内外免疫细胞的临床应用进展，让更多的人关注并了解这项新技术。这对免疫细胞疗法的发展有一定意义。

作为长期从事免疫学教育和研究的工作者，我认同书中提到的研究成果对未来临床免疫细胞治疗的指导价值，衷心感谢编者在这一前沿领域的努力，并热切地向读者推荐本书。本书可以作为医学研究生建立免疫学治疗思维的有益读本。

李一

教授、博士研究生导师，吉林大学基础医学院免疫学系系主任，吉林省免疫学会副理事长，《中国免疫学杂志》执行副主编，"唐敖庆学者"英才教授。

2021 年 8 月于长春

# 序 二

我最初接触细胞免疫治疗是在 2013 年。《科学》杂志将 CAR-T 细胞疗法评为当年十大科学突破之首。到了 2017 年，美国 FDA 批准了 CAR-T 细胞药物 Kymriah 和 Yescarta 上市，分别将其用于治疗难治性儿童急性 B 淋巴细胞性白血病和特定类型的大 B 细胞淋巴瘤，这宣告人类正式进入 CAR-T 细胞治疗的新时代。细胞免疫治疗不再是基础医学研究中的一个新概念，而是已经成为临床治疗中不可忽视的存在，并进入肿瘤、免疫性疾病、器官移植等多个领域。

《免疫细胞临床应用》不仅对免疫细胞疗法进行全面的介绍，还对未来免疫细胞治疗给予全方位、立体式的总结。该书融合了编者 10 多年的临床经验和国际细胞免疫治疗的最新进展，既列举目前临床治疗可以选择的免疫细胞种类，又详细列出用法、用量和评价指标，可以作为临床免疫治疗的有益参考，是一本不错的工具书。

陈继冰博士是我在吉林大学（原白求恩医科大学）的师弟。他在母校获得免疫学专业博士学位后，曾在厦门大学从事 4 年器官移植的实验室研究工作，其相关科研成果转化为科技论文。为了追求他喜爱的转化医学工作，他选择到暨南大学附属复大肿瘤医院进行临床研究。在工作期间，他不辞辛苦往返于美国、日本及中国的细胞治疗科研中心，将多种细胞治疗新技术带回国内。其领导的免疫治疗团队在 NIH 登记了近 100 个临床试验，开展 DC-CIK 细胞、NK 细胞、γδ T 细胞及肿瘤干细胞疫苗技术，治疗了 1 万多例肿瘤患者。同时，这些先进的科研成果也被他和他的团队传播到东南亚及中东等 10 多个国家，对中国在肿瘤免疫细胞治疗方面在世界上进行积极、正面的宣传。

作为长期从事器官移植研究和临床工作的工作者，我欣喜地从书中看到免疫细胞治疗能够在器官移植领域发挥巨大的作用。这种疗法的临床转化不仅可以减少移植患者的服药剂量和不良反应，还能显著延长肝、肾等移植器官的存活时间，是未来器官移植领域重要的研究方向。衷心感谢继冰师弟在这一前沿领域所付出的努力，更希望书中提到的临床治疗成果早日走向临床，为众多患者带来福音。

我热切地向临床医生、科研工作者和细胞治疗从业者推荐此书。

高宏君

广西中医药大学附属瑞康医院党委书记、主任医师、教授、博士研究生导师，中国中西医结合学会外科专业委员会副主任委员、广西中医药大学重点学科（中西医结合基础）学科负责人、广西中西医结合肾脏疾病临床医学研究中心负责人、广西中西医结合学会常务副会长、广西中西医结合学会泌尿外科专业委员会主任委员、广西中西医结合学会外科分会副主任委员、广西医学会泌尿外科学分会副主任委员。

2021 年 10 月于南宁

# 前　言

人体的免疫系统是人体识别和清除细菌、病毒等外来微生物侵扰，清除体内新陈代谢的有害垃圾，从而监控和稳定体内环境并修补受损器官组织的体系。免疫系统由免疫器官、免疫细胞及免疫分子组成。免疫器官包括胸腺、骨髓、淋巴结和淋巴器官样组织，免疫细胞包括粒细胞、淋巴细胞、单核/巨噬细胞等，免疫分子包括补体、免疫球蛋白、黏附分子、TCR、BCR、CD 等。免疫系统的主要功能包括免疫监视、免疫防御和免疫自我调控。当体内免疫系统出现紊乱时，机体免疫应答水平就会过高或过低而导致机体内环境紊乱，从而表现出临床的各种病症。

随着医学科学的发展，人类不仅对免疫系统有越来越深入的了解，而且可以通过先进的仪器设备监控体内免疫功能状况，人为调整失衡的免疫系统，达到恢复免疫系统功能、调节人体内环境、治疗疾病的效果。

免疫细胞治疗是基于对免疫细胞功能的认识和细胞工程技术的日臻成熟而发展起来的。目前，临床实验中心的技术人员已经可以通过密度梯度离心、免疫磁珠和流式细胞技术等将免疫细胞很好地分类和分离，细胞培养设备和技术的成熟使临床中心实验室的工作人员可以将分离的免疫细胞克隆、培养、扩增和转化，从而使免疫细胞的临床治疗成为可能。

目前，许多医学中心不但可以通过分离和扩增 T 细胞、DC、NK 细胞、iNKT 细胞开展临床治疗，还可以通过细胞工程学制备肿瘤特异性的 CAR-T 细胞和 TCR-T 细胞，改造免疫细胞的特性和功能，进行精准免疫治疗。

本书荟萃了当今世界临床细胞免疫治疗中先进的技术和方案，以及作者在临床实践中的研究成果，注重现代免疫细胞治疗中方兴未艾的热门领域，着重阐述免疫细胞在治疗各种难治性癌症、难治性病毒感染、自身免疫性疾病、慢性移植排斥反应方面的进展，详细列举细胞治疗的类型、用法和用量。本书充分反映临床免疫细胞治疗的现状和发展前景。临床免疫细胞治疗仍然是一个值得深入研究与探讨的新治疗技术和手段，随着免疫细胞理论研究的进展和临床应用经验的积累，临床免疫治疗必将日臻完善，在各种难治性免疫相关性疾病的治疗上取得新突破。

本书可以作为临床治疗与研究的参考书。

陈继冰　穆峰　王雪莹

2021 年 7 月于广州

# 目　　录

# 第一章 免疫细胞治疗简介

免疫治疗着眼于调整机体免疫状态，其治疗范畴涵盖免疫相关性疾病和临床上大多数严重或慢性疾病。其治疗策略包括免疫增强或抑制治疗、主动或被动免疫治疗、特异性或非特异性免疫治疗，各分类之间有交叉。

免疫细胞治疗属于被动免疫治疗，主要包括抗原非特异性疗法和抗原特异性疗法等。

抗原非特异性疗法使用的细胞包括细胞因子诱导的杀伤（cytokine-induced killer，CIK）细胞、自然杀伤细胞（natural killer cell，NK 细胞）、恒定自然杀伤性 T（invariant natural killer T，iNKT）细胞、γδ T 细胞和调节性 T（T regulatory，Treg）细胞。

抗原特异性疗法使用的细胞包括肿瘤浸润淋巴细胞（tumor infiltrating lymphocyte，TIL）、细胞毒性 T 淋巴细胞（cytotoxic T lymphocyte，CTL）、辅助性 T（T helper，Th）细胞、树突状细胞（dendritic cell，DC）、调节性树突状细胞（regulatory dendritic cell，DCreg）、嵌合抗原受体（chimeric antigen receptor，CAR）T 细胞、T 细胞受体（T cell receptor，TCR）T 细胞等。

## 第一节 免疫细胞治疗概述

随着生命科学与医学技术的快速发展，人类对疾病的认识不断深入，疾病的治疗模式也在发生改变。免疫细胞治疗技术是近年来最引人注目的一种新兴治疗方法，因其副作用较小、疗效较强而被誉为"未来医学的第三大治疗支柱"。

免疫细胞疗法是通过采集人体外周血中的免疫细胞，经过体外培养、激活扩增或通过基因工程技术改造后回输患者体内以治疗某些疾病的方法。该疗法不仅能消灭体内恶性肿瘤和被感染的异常细胞，还可诱导器官移植受者和患有自身免疫性疾病的患者产生免疫耐受，提高他们的生存率。免疫细胞治疗近年来发展较快，目前，较为成熟和较为人熟知的是其在肿瘤领域的应用。免疫细胞疗法在其发展历程中经历以下重要的历史性事件。

（1）1985 年，美国国家癌症研究所首次报道使用淋巴因子激活的杀伤细胞治疗黑色素瘤的临床研究结果[1]，开创了肿瘤细胞免疫治疗的先河。

（2）1991 年，美国斯坦福大学的 Irving Weissman 发现，同时使用白细胞介素（interleukin，IL）-2 和 CD3 抗体这两种刺激剂，可以让小鼠免疫细胞的体外扩增和活化更充分，就此发明了 CIK 细胞技术。

（3）1993 年，以色列的魏茨曼科学研究所首先提出 CAR-T 细胞治疗肿瘤的概念及其方法[2]。CAR 的运用克服了免疫细胞在肿瘤治疗中缺乏靶向性的弱点。至此，CAR-T 细胞疗法成为国际上肿瘤过继性免疫治疗的热点。

（4）2001 年，美国纪念斯隆 - 凯特琳癌症中心报道，将肿瘤抗原特异性 TCR 连接到慢病毒载体，再利用慢病毒载体对 T 细胞进行改造[3]；这种经基因改造的 T 细胞回输给肿瘤患者 1 年后，仍能在患者体内检出回输的 TCR-T 细胞的存在，可使部分患者的肿瘤完全萎缩。同时，CAR-T 细胞疗法在肿瘤以外的其他疾病中也展开应用，如难治性的细菌性或病毒性感染，这些应用技术也取得一定的疗效。

（5）2005 年，美国明尼苏达大学癌症中心使用经体外培养扩增的自体 NK 细胞治疗 19 例化疗后预后不良的急性髓细胞性白血病患者[4]，其中的 5 名患者的白血病完全缓解。该结果表明，自体 NK 细胞可单独使用或作为化疗的辅助治疗，在某些恶性肿瘤的治疗中起重要作用。

（6）2010 年，美国食品与药品监督管理局（Food and Drug Administration，FDA）批准了树突状细胞疫苗 Sipuleucel-T 用于治疗前列腺癌。

（7）2011 年，美国洛克菲勒大学的 Steinman 因发现树突状细胞及其在获得性免疫中的作用而获得诺贝尔生理学或医学奖。

（8）2012 年，美国宾夕法尼亚大学的 Carl 使用第 2 代 CD19-CAR-T 细胞治愈 7 岁的急性淋巴性白血病女孩 Emily，使其成为首个应用细胞免疫疗法治愈的儿童白血病患者。

（9）2013 年，《科学》杂志将 CAR-T 细胞疗法评为"十大科学突破之首"。

（10）2017 年，美国 FDA 批准了 CAR-T 细胞药物 Kymriah 和 Yescarta 上市，这两种药物分别用于治疗难治性儿童急性 B 淋巴细胞性白血病和特定类型的大 B 细胞淋巴瘤。人类正式进入 CAR-T 细胞疗法的新时代。

# 第二节　免疫细胞治疗的种类

通常所说的免疫细胞，就是人们熟知的白细胞，主要包括粒细胞、单核细胞和淋巴细胞。免疫细胞的主要作用是抗感染和预防肿瘤。在抗感染免疫中，重要的细胞是中性粒细胞。中性粒细胞在病原微生物入侵机体时可以迅速从骨髓中制造出来，引发"炎症"来消灭病原微生物。因此，这种免疫细胞是自发动员的，不需要刻意地经体外扩增再输回人体。单核细胞和淋巴细胞是外周血单个核细胞的主要成分。单核细胞主要包括树突状细胞和巨噬细胞，是人体内的"侦察兵"和"清道夫"；淋巴细胞包括 T 细胞、B 细胞和 NK 细胞。T 细胞种类繁多，各司其职，是人体内的"特种兵"——有负责"鼓舞士气"的辅助性 T 细胞、负责"荷枪实弹"的杀伤性 T 细胞、负责"鸣金收兵"的 Treg 细胞等。目前，用于免疫治疗的细胞主要有 DC、效应性 T 细胞、Treg 细胞、NK 细胞和 iNKT 细胞。

## 一、DC 疗法

1973 年，美国 Steinman 在小鼠脾脏中发现一种细胞。这种细胞能够贴壁生长，表面有众多树枝状的突起，抗原提呈能力比巨噬细胞强，但吞噬能力比巨噬细胞弱。他命名该细胞为 DC。在之后的研究中，Steinman 发明了使用集落刺激因子和 IL-4 等细胞因子组合刺激 DC 成熟的方法，还发现 DC 能够刺激 T 细胞活化进而引发强烈的抗肿瘤免疫。在得知自己身患胰腺癌后，他利用自己的研究成果进行自我治疗，延续生命达 4 年以上（胰腺癌患者的平均生存时间只有 4～6 个月）。2011 年，Steinman 因在 DC 领域的开创性研究成果而被授予诺贝尔生理学或医学奖。

抗原提呈细胞与 T 细胞识别的人类白细胞抗原（human leukocyte antigen，HLA）具有限制性，只有自体 DC 表面 I 类和 II 类 HLA 分子提呈的抗原表位才能刺激自体 T 细胞扩增，因此，不存在异体 DC 疗法。人类 DC 的获取主要来自外周血单个核细胞，过程如下。

（1）将血液梯度离心，获取单个核细胞。

（2）在培养瓶中贴壁培养单个核细胞，能贴附在培养瓶底部的细胞主要为单核细胞，即 DC 的前体。

（3）将上清液中非贴壁细胞倒掉，更换培养液，并加入集落刺激因子和 IL-4，诱导 4 天左右，可得到未成熟 DC。

（4）向培养体系中加入肿瘤坏死因子（tumor necrosis factor-α，TNF-α）以刺激 DC 成熟。

（5）向培养体系中加入特异性抗原（如裂解肿瘤细胞、人工合成抗原肽或肿瘤 mRNA 等）以供 DC 摄取，随后抗原肽会提呈在细胞表面的 HLA 上，从而制成 DC 疫苗（图 1-1）。

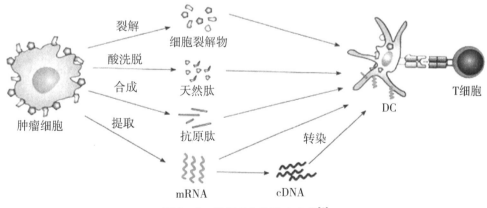

图 1-1　基于 DC 的肿瘤疫苗[5]

（6）DC 疫苗经皮下或肌内注射进入人体后，可以通过激活辅助性 T 细胞和 CTL 来启动和放大抗原特异性免疫反应[6]。

（7）如果在诱导 DC 成熟过程中同时加入地塞米松和抑制性细胞因子，则会将 DC

诱导成 DCreg，可以抑制自身反应性 T 细胞的攻击，用于治疗自身免疫性疾病。

目前，DC 疗法已经成功应用于恶性肿瘤（如前列腺癌、肾癌、急性髓细胞白血病、脑胶质瘤和恶性黑色素瘤）、克罗恩病和类风湿性关节炎的治疗。

## 二、效应性 T 细胞疗法

T 淋巴细胞被简称为 T 细胞，来源于骨髓，在胸腺中发育成熟。T 细胞识别感染细胞或肿瘤细胞的部位叫 T 细胞供体（T cell receptor，TCR），绝大多数 T 细胞的 TCR 由 α、β 两条肽链组成（αβ T 细胞），少量 T 细胞的 TCR 由 γ、δ 两条肽链组成（γδ T 细胞）。根据对抗原应答的状态分类，T 细胞可分为初始 T 细胞、效应性 T 细胞和记忆性 T 细胞。

初始 T 细胞可停留在脾脏和淋巴结内，也可在血液和淋巴液中循环流动，识别 DC 提呈的抗原后分化为效应性 T 细胞，并向肿瘤、感染部位或移植物迁移。效应性 T 细胞包括 CTL（表面标记 CD8$^+$）和辅助性 T 细胞（表面标记 CD4$^+$）。CTL 可通过穿孔素/颗粒酶、Fas 受体及其配体（FasL）等机制直接杀伤被感染细胞或肿瘤细胞。辅助性 T 细胞通过分泌 Th1 型细胞因子〔主要包括 IL-2、TNF-β 和 γ 干扰素（interferon-γ，IFN-γ）增强 CTL 的杀伤功能。消灭病原体或癌细胞后，大部分效应性 T 细胞直接凋亡，小部分效应性 T 细胞会分化为可以长期存活的记忆性 T 细胞以储存在体内。记忆性 T 细胞再次识别 DC 提呈的同种抗原后，可迅速分化为效应性 T 细胞并向肿瘤、感染部位或移植物迁移。

效应性 T 细胞疗法根据克隆多样性分为抗原特异性疗法和抗原非特异性疗法。"抗原"即对抗的目标，也就是"敌人"；在已知"敌情"的情况下，专一性扩增某种 T 细胞克隆的方法被称为抗原特异性疗法，如消灭某种肿瘤、细菌或病毒等。与之相反，在不明"敌情"的情况下，采用广谱的抗原非特异性疗法可以全面增强抗感染和抗肿瘤能力。

### （一）抗原非特异性 T 细胞疗法

#### 1. CIK 细胞疗法

外周血单个核细胞由 IFN-γ 和抗 CD3 抗体激活，在 IL-2 诱导下可迅速扩增，扩增后形成以 NKT 细胞和 T 细胞为主的细胞亚群，即为 CIK 细胞。NKT 细胞主要在胸腺内发育，其前体细胞来源于双阳性胸腺细胞，成熟后同时表达 NK 细胞和 T 细胞的表面标记，是与 NK 细胞和 T 细胞都不同的第 3 种细胞。1991 年，美国斯坦福大学医学中心首次报道了 CIK 细胞疗法[7]。在体外杀伤实验中，CIK 细胞可分泌高水平的 IFN-γ，通过穿孔素/颗粒酶和 Fas/FasL 途径杀死肿瘤细胞[8]；在动物肿瘤模型中，CIK 细胞的过继转移可以使肿瘤缩小，甚至使之完全萎缩[9]。CIK 细胞表面表达多种趋化因子受体，可在趋化因子的引导下迁移到肿瘤部位[10-11]，并在肿瘤部位诱导肿瘤细胞凋亡，从而抑制肿瘤的生长[12-13]。

人类 CIK 细胞的获取主要来自外周血单个核细胞，过程如下。

（1）将血液梯度离心，获取单个核细胞。

（2）在培养瓶中培养单个核细胞，能悬浮在培养液中的细胞主要为多种淋巴细胞，即 CIK 细胞的前体细胞。

（3）将上清培养液换瓶单独培养，同时加入 IL-2、抗 CD3/CD28 单克隆抗体等因子以刺激多种 T 细胞亚群扩增。

（4）培养 2 周左右，细胞数量达到 100 亿个左右。

目前，CIK 细胞疗法已被成功运用于多种恶性肿瘤（包括非小细胞肺癌、胃癌、结直肠癌、肝癌、肾癌、鼻咽癌、白血病、淋巴瘤等）的治疗中。

### 2. γδ T 细胞疗法

γδ T 细胞是 T 细胞的亚群之一，主要分布于皮肤和肠道、呼吸道、泌尿生殖道等黏膜上皮组织中，仅占 T 细胞总数的 1% 左右[14]。γδ T 细胞不需要 DC 的激活便可直接识别并杀伤被感染的细胞和肿瘤细胞[15]。γδ T 细胞表面 HLA-Ⅱ类分子表达较少，所引发的同种异体排斥反应较轻，因此，常被用于异体细胞治疗。

人类 γδ T 细胞的获取主要来自外周血单个核细胞，过程如下。

（1）将血液梯度离心，获取单个核细胞。

（2）在培养瓶中培养单个核细胞，能悬浮在培养液中的细胞主要为多种淋巴细胞，含有少量 γδ T 细胞。

（3）将上清培养液换瓶单独培养，同时加入 IL-2、唑来膦酸等药物刺激 γδ T 细胞扩增。

（4）培养 2 周左右，细胞数量达到 10 亿个左右。

目前，γδ T 细胞疗法已被成功运用于胃癌、肾癌的临床治疗中。

## （二）抗原特异性 T 细胞疗法

### 1. DC-CIK 细胞疗法

DC-CIK 细胞疗法是用提呈肿瘤抗原的 DC 对 CIK 细胞库中的肿瘤特异性克隆进行扩增，进而增加培养细胞中肿瘤特异性克隆的比例[16]。此疗法将 DC 疗法和 CIK 细胞疗法相结合，起到"1 + 1 > 2"的作用。

人类 DC-CIK 细胞的获取主要来自外周血单个核细胞，过程如下。

（1）将血液梯度离心，获取单个核细胞。

（2）在培养瓶中贴壁培养单个核细胞，能贴附在培养瓶底部的细胞主要为单核细胞。

（3）将上清液中的非贴壁细胞放入新的培养瓶中用来独立培养 CIK 细胞。

（4）将单核细胞诱导成 DC，荷载肿瘤抗原后与 CIK 细胞混合培养，细胞数量达到50 亿～ 100 亿个后用于治疗。

目前，DC-CIK 细胞疗法已被成功运用于多种恶性肿瘤的临床治疗中，包括非小细胞肺癌、结直肠癌、肝细胞癌、乳腺癌、食管癌、宫颈癌、胰腺癌等。

### 2. TIL 疗法

1986 年，美国国家癌症研究所的 Rosenberg 首次从癌症患者切除的肿瘤团块中分离出 CTL，即 TIL[17]。TIL 可被认为是肿瘤特异性克隆细胞，因此，这些细胞经扩增后仍具有特异性杀伤肿瘤的功能[18]。新分离的 TIL 的抗肿瘤活性较低，经体外扩增后其抑制肿瘤活性的作用会逐渐增强[19]。自体的 TIL 识别自体的肿瘤细胞，具有独特的肿瘤特异性，因此临床上不存在异体 TIL 疗法。

人类 TIL 的获取主要来自手术切除的肿瘤团块或癌性胸腹水，过程如下。

（1）对于肿瘤团块，应先剪成小块，再进一步剪成肉泥，用胶原酶振荡溶解，获取游离的肿瘤和淋巴细胞。对于癌性胸腹水，则省略剪碎和胶原酶溶解的步骤。

（2）根据 T 细胞表面表达 CD3 的特点，用免疫磁珠法将肿瘤细胞和淋巴细胞分离。

（3）使用抗 CD3/CD28 抗体、IL-2 等试剂激活并大量扩增淋巴细胞。

（4）培养 2 周左右，细胞数量达到 100 亿个左右时可用于治疗中。

目前，TIL 疗法已被成功应用于肝癌、宫颈癌和恶性黑色素瘤的临床治疗。

### 3. CTL 疗法

CTL 疗法是利用外周血的淋巴细胞在体外通过靶细胞抗原和细胞因子的诱导、分化、扩增，形成具有强大杀伤力的特异性 CTL，达到清除病毒和杀伤肿瘤细胞的作用。CTL 疗法培养的细胞中尚含有一定量的辅助性 T 细胞，可以对 CTL 起到辅助激活的作用。

人类 CTL 的获取主要来自外周血单个核细胞，过程如下。

（1）将血液进行梯度离心，获取单个核细胞。

（2）用免疫磁珠法分离出 T 淋巴细胞，加入肿瘤抗原或病毒抗原，长期刺激，将能分泌 IFN-γ 的 T 淋巴细胞克隆并分选出来，这种细胞即为特异性 CTL。

（3）加入 IL-2、抗 CD3 抗体等因子刺激 CTL 以大量扩增，细胞数量达到 10 亿个左右时可用于治疗。

目前，CTL 疗法已被成功应用于鼻咽癌、病毒（如水痘 - 带状疱疹病毒、人类免疫缺陷病毒、巨细胞病毒、腺病毒、BK 病毒、EB 病毒）感染、真菌感染和多发性硬化的临床治疗。

### 4. CAR-T 细胞疗法

CAR-T 细胞是经过基因工程修饰的 T 细胞，表面装配有识别特异性表位的类似单链抗体的结构，对肿瘤细胞具有显著的靶向治疗作用。CAR-T 细胞具有高度特异性，可以在患者体内存活超过 1 个月，而且肿瘤特异性 T 细胞与总 T 细胞数的比例可超过 10%。2006 年，荷兰的伊拉斯姆斯大学报道了第 1 代 CAR-T 细胞疗法，但因出现细胞因子释放综合征而导致患者死亡[20]。首次成功案例是于 2008 年由美国贝勒医学院、卫理公会医院和得克萨斯儿童医院共同报道的、以双唾液酸神经节苷脂 2 为靶点的第 2 代 CAR-T 细胞疗法对治疗儿童神经母细胞瘤患者有显著疗效[21]，11 位接受治疗的患者中，6 名患者在治疗 6 周后肿瘤消退。2011 年，美国宾夕法尼亚大学的 Carl 利用 CD19 为靶点的第 2 代 CAR-T 细胞治愈了 3 名慢性淋巴瘤患者[22,23]。2018 年，Carl 总结第 3 代 CAR-T 细胞在多种实体性肿瘤中的应用成果[24]，提出使用多种 CAR-T 细胞疗法治疗实体瘤的新思路。目前，用于临床的第 1 代、第 2 代、第 3 代 CAR-T 细胞技术的构建思路见图 1 - 2。技术升级的主要动机是提升 T 细胞的增殖能力和杀伤能力，并减轻细胞因子释放综合征。三代 CAR 结构示意见图 1 - 2。

目前，CAR-T 细胞疗法已被成功运用于多种恶性肿瘤（如非小细胞肺癌、结直肠癌、肝癌、前列腺癌、乳腺癌、胰腺癌、骨肉瘤、急性和慢性 B 细胞白血病、B 细胞淋巴瘤、脑胶质母细胞瘤）和艾滋病的临床治疗。

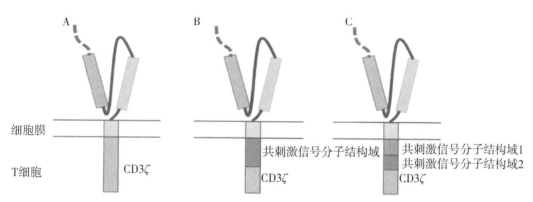

A：第1代 CAR；B：第2代 CAR；C：第3代 CAR。

**图 1-2　三代 CAR 结构示意[6]**

图 1-2 提示，三代 CAR 结构的区别在于不同的信号转导结构域。共刺激信号分子结构域 1 主要为 CD28 分子，共刺激信号分子结构域 2 主要为 CD137（4-1BB）分子。

**5. TCR-T 细胞疗法**

TCR-T 细胞是利用基因编辑技术，将克隆的特异性识别肿瘤抗原的 TCR 基因导入 T 细胞内，使其变为肿瘤特异性 T 细胞，从而具备杀伤某种肿瘤的能力。2006 年，美国国家癌症研究所 Morgan 等率先发现 TCR-T 细胞在黑色素瘤的治疗中具有较好的应用前景。目前，TCR-T 细胞的临床研究主要在实体瘤的治疗中开展。

TCR-T 细胞和 CAR-T 细胞均可以识别肿瘤表面的特异性抗原，而且不受肿瘤病理类型的限制，对肿瘤细胞发动特异性攻击。根据目前技术的进展，一部分肿瘤抗原可被 B 细胞克隆分泌的抗体识别，抗体的基因序列被找到并完成测序后适合用于制备 CAR-T 细胞；另一部分肿瘤抗原可被 CTL 克隆的 TCR 识别，TCR 的基因序列被找到并完成测序后适合用于制备 TCR-T 细胞。TCR-T 细胞与 CAR-T 细胞的治疗过程类似，见图 1-3。

目前，TCR-T 细胞疗法已被成功应用于多种恶性肿瘤（食管癌、滑膜肉瘤、恶性黑色素瘤）的临床治疗。

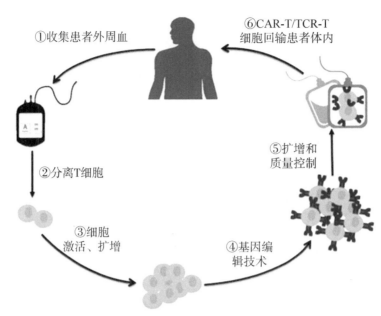

①收集患者外周血

⑥CAR-T/TCR-T
细胞回输患者体内

②分离T细胞

⑤扩增和
质量控制

③细胞
激活、扩增

④基因编
辑技术

图 1－3　CAR-T 细胞疗法和 TCR-T 细胞疗法的治疗流程

### 三、调节性 T 细胞疗法

20 世纪 70 年代，研究者发现，人体内存在一类具有免疫抑制作用的 T 细胞亚群。20 世纪 80 年代，他们又发现，辅助性 T 细胞中存在着可抑制免疫病理损伤的细胞群体。1995 年，日本德岛大学的 Sakaguchi 将辅助性 T 细胞中细胞膜高表达 CD25、细胞内表达叉头样转录因子 3（foxhead transcription protein 3，Foxp3）且具有免疫抑制功能的这类细胞命名为 Treg 细胞。

一方面，Treg 细胞通过降低机体对抗原的免疫应答来保持机体对自身成分的免疫耐受，维持机体免疫系统处于稳定状态；另一方面，Treg 细胞通过抑制病理性免疫反应，在自身免疫攻击、超敏反应发生时对免疫损伤起抑制作用。大量动物实验及临床研究结果显示，Treg 细胞功能的缺失会引发自身免疫性疾病。Treg 细胞的负向免疫调节作用在器官或造血干细胞移植后机体的免疫耐受的形成过程中发挥重要作用。目前，Treg 细胞可通过体外扩增、回输的方法用于治疗上述疾病。

根据细胞起源不同，将 Treg 细胞分为自然 Treg 细胞和诱导性 Treg 细胞。自然 Treg 细胞来源于胸腺，由辅助性 T 细胞分化而来，占正常人外周血辅助性 T 细胞的 5%～10%；依靠细胞间接触来阻止效应性 T 细胞激活，一般无须细胞因子参与。诱导性 Treg 细胞由辅助性 T 细胞或自然 Treg 细胞经抗原和抑制性细胞因子等多种因素诱导下产生[25]，发挥抑制作用依靠分泌细胞因子。诱导性 Treg 细胞主要有两种亚型，一种表达和分泌 IL-10，被称为 Tr1 细胞；另一种表达和分泌转化生长因子-β（transforming growth factor-β，TGF-β），被称为 Th3 细胞。

#### 1. 自然 Treg 细胞疗法

人类自然 Treg 细胞的获取主要来自外周血单个核细胞：①抽取患者外周血，根据

CD4、CD25、Foxp3 等细胞标志，用流式细胞仪分选出自然 Treg 细胞；②用 IL-2 联合抗 CD3 单抗的方法对自然 Treg 细胞进行体外扩增，数量达到 10 亿个左右的 Treg 细胞可用于治疗。

目前，自然 Treg 细胞已被成功应用于 1 型糖尿病、系统性红斑狼疮、肾移植排斥反应、肝移植排斥反应和移植物抗宿主病的临床治疗。

### 2. 诱导性 Treg 细胞疗法

人类诱导性 Treg 细胞的获取主要来自外周血单个核细胞：①将血液梯度离心，获取单个核细胞；②将拟诱导耐受的目的蛋白加入单个核细胞培养体系，同时加入抗 CD80 和抗 CD58 等多种抗体，诱导辅助性 T 细胞向 Treg 细胞转化；③加入抗 CD3 抗体和 IL-2 等试剂以刺激 Treg 细胞大量扩增；④用免疫磁珠法分选出细胞表面高表达 IL-10 或 TGF-β 的细胞群即为诱导性 Treg 细胞。

目前，诱导性 Treg 细胞疗法已被成功运用于克罗恩病、肝移植排斥反应和移植物抗宿主病的临床治疗。

## 四、NK 细胞疗法

T 淋巴细胞从接触 DC 提呈的肿瘤抗原到具备杀伤肿瘤细胞的能力，通常约需要 3 天。1973 年 11 月，美国国家癌症研究所发现人类血液中还有一群非 T 淋巴细胞，不需要抗原提呈细胞的辅助而对肿瘤细胞有迅速杀伤作用。1975 年，瑞典卡罗林斯卡学院首次将这群细胞命名为自然杀伤细胞（natural killer cell，NK 细胞）。NK 细胞来源于骨髓，主要分布于外周血和脾脏，少量分布在淋巴结，属于人体天然免疫细胞，在机体抗肿瘤、抗病毒和抗细胞内寄生菌感染中起重要作用。

在动物模型中，研究人员发现 NK 细胞具有肿瘤免疫监视作用。2000 年，日本研究人员对 3 625 名日本居民进行调查发现，外周血中 NK 细胞活性低的人群患癌风险明显增高。大量的临床病理研究表明，癌组织中 NK 细胞浸润的多寡与患者预后情况相关，NK 细胞浸润越多，预后情况越好。因此，NK 细胞在癌症的发生和进展中发挥着重要作用。癌细胞表面的 I 类 HLA 分子表达减弱或消失时会激活 NK 细胞，进而释放穿孔素/颗粒酶和 TNF-α 等，诱导癌细胞凋亡[26]。NK 细胞与识别高表达 I 类 HLA 肿瘤细胞的 CTL 相互配合，可以更彻底地清除肿瘤细胞[27]。NK 细胞表面缺乏 II 类 HLA 分子的表达，异体 NK 细胞输注引起宿主抗移植物的反应较小。故临床上既可使用自体 NK 细胞，也可使用异体 NK 细胞治疗肿瘤。

NK 细胞疗法能否在肿瘤治疗中发挥作用，关键在于 NK 细胞的数量、纯度和对肿瘤细胞的杀伤能力。该方法目前经历了四个发展阶段：第一阶段，用磁珠分离出高纯度 NK 细胞后再扩增[28]，但由于此技术费用高昂而难以在临床推广；第二阶段，使用 NK 细胞系进行治疗，便捷的扩增方式可大大降低技术费用，其中，NK-92 细胞系应用较为广泛，是唯一被美国 FDA 批准用于临床治疗的 NK 细胞系[29]，但细胞杀伤活性较低；第三阶段，使用专一刺激 NK 细胞扩增的试剂来培养 NK 细胞[30]，虽然 NK 细胞的活性较好，但纯度只能达到 50% 左右；第四阶段，用偶联 IL-21 和 IL-15 的红白血病细胞（已照射失活）作为滋养细胞，配合应用单克隆抗体和细胞因子，可培养出高活性和高纯度（95% 以上）的 NK 细胞。

目前，NK 细胞疗法已被成功运用于多种恶性肿瘤的临床治疗，包括非小细胞肺癌、肝癌、乳腺癌、肾癌、胰腺癌和急性髓细胞白血病，此方法属于抗原非特异性免疫细胞疗法。

### 五、iNKT 细胞疗法

NKT 细胞是一类特殊的细胞亚群，其细胞表面既有 TCR，又有 NK 细胞标记 CD56。NKT 细胞在肿瘤、自身免疫性疾病和微生物感染中起到调节免疫应答的作用，是联系固有免疫和获得性免疫的"桥梁"之一。NKT 细胞中有一类表达恒定 TCR 的 iNKT 亚类，其 TCR 由特定的 Vα24-Jα18 链与 Vβ11 链配对组成，只能被靶细胞表面 CD1d 分子提呈的糖脂抗原 α – 半乳糖基神经酰胺（α-galactosylceramide，α-GalCer）激活[31]。研究结果表明，多种癌症患者都存在 iNKT 细胞数量和功能缺陷[32]。iNKT 细胞分泌的高水平 IFN-γ 可启动抗肿瘤免疫应答、进行肿瘤免疫监视并抑制肿瘤血管的生成[33]。

人类 iNKT 细胞的获取主要来自外周血单个核细胞：①将血液梯度离心，获取单个核细胞；②在培养瓶中贴壁培养单个核细胞，取上清液中悬浮的细胞来单独培养；③向培养体系中加入 α-GalCer 和 IL-2 等细胞因子，专一性地刺激 iNKT 细胞扩增，iNKT 细胞数量达到 2 亿～5 亿个时可用于治疗。

目前，iNKT 疗法已被成功运用于恶性黑色素瘤的临床治疗，此方法属于抗原非特异性免疫细胞疗法。

# 第三节 免疫细胞疗法的选择

### 一、首选抗原特异性疗法

抗原特异性免疫细胞疗法常作为单一疗法使用，以治疗或治愈疾病为目的，属于精准医学范畴。抗原非特异性免疫细胞疗法常配合其他疗法使用，作为其他疗法的辅助治疗，以增强疗效和预防复发为目的。以 CAR-T/TCR-T 细胞、CTL 和诱导性 Treg 细胞疗法为代表的特异性疗法已分别在肿瘤免疫、感染免疫和移植免疫临床治疗中占据主导地位，是未来免疫细胞疗法的中流砥柱。临床前和临床研究中尚有多种抗原特异性免疫细胞疗法正在开展，如 CAR-NK 细胞疗法、CAR-NKT 细胞疗法和 CAR-Treg 细胞疗法等，其试验结果尚未确定，其技术仍有待进一步成熟。

### 二、缺乏什么免疫细胞，补充什么免疫细胞

癌症患者的免疫状况是关系恶性肿瘤发生、发展、治疗及预后的一个重要因素。很多研究结果证实，癌症患者的外周血免疫细胞亚型在数量上和功能上与健康人群的不同，主要表现在 NK 细胞及 T 细胞绝对数量的下降，并且在病情恶化时这种趋势更加明显。因此，对患者进行免疫细胞检测，哪种免疫细胞数量或功能明显不足就补充哪种免

疫细胞。这对癌症的治疗和预防都有重要意义。免疫细胞的检测和分析主要使用流式细胞仪。常见免疫细胞的分选方法如下。

## 三、首选自体细胞，特殊情况可以考虑异体细胞

按照移植免疫的基础理论，异体的细胞（特别是淋巴细胞）具有免疫原性，会被受者的免疫系统排斥，故在受者体内存在时间较短。因此，免疫细胞治疗应首选自体细胞。但在以下情况中，患者自体的淋巴细胞已不适合用作免疫细胞治疗的种子细胞，可以考虑异体免疫细胞治疗。

（1）放疗、化疗引起明显的淋巴细胞数量降低（甚至骨髓抑制）的患者。

（2）高龄或重病导致自身免疫细胞功能衰竭的患者。

（3）淋巴瘤患者或淋巴细胞白血病患者等。

中晚期实体肿瘤患者或白血病患者（特别是接受清髓或非清髓性放疗、化疗后的患者）的免疫细胞数量和功能显著下降（甚至丧失），其对异体细胞排斥的能力也会显著降低，为异体免疫细胞疗法创造使用条件。异体细胞供者应该优先从血缘关系较近、年轻且健康者中选择，不受性别和血型限制。表1-1简单列举常用的免疫细胞供体选择原则。

表1-1 常用免疫疗法的供体选择原则

|  | DC | CIK 细胞 | NK 细胞 | iNKT 细胞 | TIL | CTL | γδ T 细胞 | Treg 细胞 | CAR-T 细胞 | TCR-T 细胞 |
|---|---|---|---|---|---|---|---|---|---|---|
| 自体 | √ | √ | √ | √ | √ | √ | √ | √ | √ | √ |
| 异体 | — | — | √ | — | — | √ | √ | — | — | — |

## 四、首选血细胞分离机采集细胞，无此条件可以通过抽血以获取细胞

规模较大的医院或血液中心通常都有血细胞分离机。血细胞分离机用来分离、采集外周血单个核细胞，通常每次可采集10亿个左右的单个核细胞（失血量约为50 mL，这对身体状况的影响不明显）。这些细胞经低温冻存后可用于免疫细胞治疗30次。该方法特别适合需要多疗程化疗的癌症患者，在首次化疗前采集细胞，每个疗程化疗后均可使用。没有条件接受单个核细胞采集的患者，需要每次抽血100 mL。从这些血液可分离出3 000万个左右的单个核细胞，只够单次细胞治疗使用。

T细胞亚群数量和功能分析见图1-4。NK/NKT细胞亚群分析见图1-5。γδ T细胞亚群分析见图1-6。

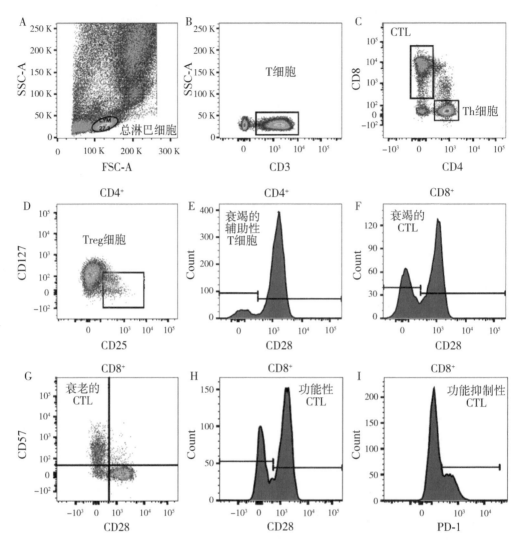

A：从外周血单个核细胞中选出总淋巴细胞；B：从总淋巴细胞中框选出 T 细胞（标记为 CD3 +）；C：从 T 细胞中框选出辅助性 T 细胞（标记为 CD4 + 和 CD8 -）和 CTL（标记为 CD8 + 和 CD4 -）亚群；D：从辅助性 T 细胞中框选出 Treg 细胞（标记为 CD4 +、CD25 + 和 CD127 -）；E：辅助性 T 细胞中 CD28 - 细胞为衰竭细胞；F：CTL 中 CD28 - 细胞为衰竭细胞；G：CTL 中 CD57 + 细胞和 CD28 - 细胞为衰竭细胞；H：CTL 中 CD28 + 细胞为功能性细胞；I：CTL 中 PD-1 + 细胞为功能抑制性细胞。

**图 1-4    T 细胞亚群数量和功能分析**

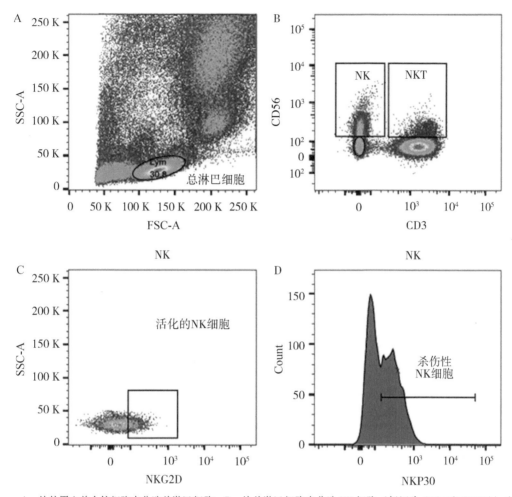

A：从外周血单个核细胞中分选总淋巴细胞；B：从总淋巴细胞中分选 NK 细胞（标记为 CD3$^-$ 和 CD56$^+$）和 NKT 细胞（标记为 CD3$^+$ 和 CD56$^+$）；C：从 NK 细胞中框选出活化的 NK 细胞（标记为 NKG2D$^+$）；D：NK 细胞中 NKP30$^+$ 细胞为 CTL。

**图 1 - 5  NK/NKT 细胞亚群分析**

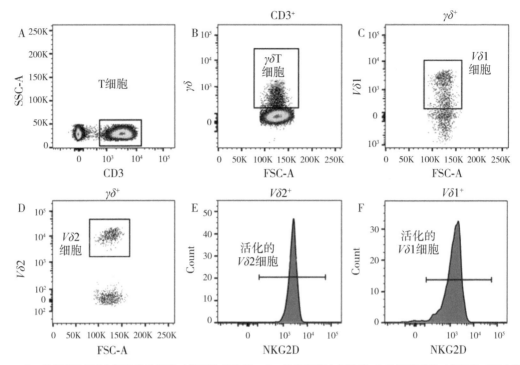

A：从总淋巴细胞中框选出 T 细胞（标记为 CD3⁺）；B：从 T 细胞中框选出 γδ T 细胞亚群（标记为 CD3⁺ 和 γδ⁺）；C 和 D：从 γδ T 细胞中框选出 Vδ1（标记为 CD3⁺、γδ⁺ 和 Vδ1⁺）和 Vδ2（标记为 CD3⁺、γδ⁺ 和 Vδ2⁺）亚类；E 和 F：Vδ1 和 Vδ2 亚类中 NKG2D⁺ 细胞为活化的细胞。

**图 1-6　γδ T 细胞亚群分析**

# 第四节　免疫细胞治疗的质量控制、方式、时机及次数

## 一、免疫细胞治疗的质量控制

免疫细胞治疗的质量控制主要包括两方面，即安全性和有效性。

安全性检查包括细胞供者的传染病检查和细胞培养过程中的污染检测。细胞供者如果是患者本人，通常不需要进行传染病检查；细胞供者如果不是患者本人，需要进行传染病（如肝炎、梅毒和艾滋病等血液传播性疾病）的检查。细胞培养过程中的污染通常是无菌操作不严格造成的。污染物可能来自培养试剂、耗材、仪器和操作者；污染检测主要包含细菌、真菌、支原体、内毒素等指标的检测，通常在细胞培养中期和细胞出厂前共检测 2 次，每次检测均为阴性的细胞制品才可用于临床治疗。

有效性检查包括对细胞活性、数量和纯度的检测。细胞制品越新鲜，治疗效果越好。活细胞在全部细胞中的比例应大于 80%，体外放置数小时以上对细胞活性的影响较大。不同的研究中心和不同的研究项目对所需免疫细胞的纯度和数量有不同的要求。细胞的纯度越高，其质量越好。细胞数量应为几亿至几百亿个。

## 二、免疫细胞治疗的方式

常见的免疫细胞治疗方式是静脉输注。若条件允许，也可以通过动脉血管介入的方式将细胞注入靶器官或肿瘤内，还可通过皮肤穿刺将细胞直接注射到靶器官、肿瘤局部或淋巴结内，对于 DC 疫苗常选择皮内注射或皮下注射。无论哪种方式，都应该以缓慢、均匀的速度将免疫细胞导入体内或肿瘤内（时间为 10～30 min），才能使细胞在靶器官或肿瘤内分布得比较均匀，同时减少患者的输液反应。根据患者的病情变化可以灵活选择对患者最有利的治疗方式。例如，对胸腔或腹腔放置引流管的有胸腹水的肿瘤患者，可以直接从引流管推注或滴注免疫细胞，待胸腹水消退后拔出引流管，再采用静脉输注的方式。又如，对静脉输注产生明显不适的患者，可以考虑介入注射的方式。三种治疗方式无明显优劣之分，每种方法各有优点和缺点（表 1-2）。

表 1-2　三种免疫细胞治疗方式的比较

| 方式 | 优点 | 缺点 |
|---|---|---|
| 静脉输注 | 该方式操作简便、损伤小，有护士资格者在医院门诊部即可操作 | 免疫细胞到达靶器官或肿瘤的路途漫长，途经有轻度损伤或慢性炎症的组织均会被截留。特别是通过肺部浓密的毛细血管网后免疫细胞数量损失较多，治疗需要的用量较大 |
| 介入注射 | 该方式利用靶器官或肿瘤内部的血管树，将免疫细胞均匀地分布在靶器官或肿瘤中，精准、直接，用量少，起效快 | 此方法需要有介入治疗资质的医生在数字减影血管造影仪引导下操作。由于血管介入操作属于有创治疗，治疗后患者需要包扎、压迫止血和静卧 |
| 局部注射 | 该方式将免疫细胞密集地注射到靶器官或肿瘤部位，达到局部治疗的目的，精准、直接，用量少，起效快 | 该操作需要超声或 CT 的引导，会造成局部机械性损伤，需要有专科治疗资质的医生执行专业化操作 |

## 三、免疫细胞治疗的时机

免疫细胞治疗的时机比较宽泛，但不能与大量杀伤免疫细胞的医学疗法同时应用。大量杀伤免疫细胞的医学疗法包括肿瘤患者接受的放疗和化疗，自身免疫病患者使用的免疫抑制剂及移植术后患者使用的抗排斥药等。化疗药物经过 3 个半衰期后在人体血液中的浓度会大大下降，此时药物对免疫细胞造成的影响会很小，即患者在停用化疗药物 1 周左右注射免疫细胞（常在两次化疗的间隙），可以最大限度地减轻化疗的副作用。放疗常会造成骨髓或淋巴结的严重损伤，患者最好能在整个放疗疗程结束后再输注免疫细胞治疗。自身免疫病患者或移植术后患者出现耐药或严重药物不良反应时，可以加用免疫细胞疗法，以增强药物敏感性和减轻药物不良反应。若仍然达不到理想效果，可考虑停用治疗药物，单纯使用免疫细胞治疗，帮助患者重建免疫功能。

在治疗实体性肿瘤时，为了创造最佳的免疫细胞植入环境，使输注细胞在体内快速扩增并持续存在，免疫治疗学者提出不同的方案：①美国国家癌症研究所提出的"非清髓性"调理方案[34]，即完全清理患者全身的效应性 T 细胞（常使用氟达拉滨或抗胸腺细胞球蛋白）和 Treg 细胞（常使用低剂量环磷酰胺），但仍保留骨髓中造血干细胞的功能；②法国第戎医学院提出的"免疫诱导"方案[35]，即完全清理患者全身的 Treg 细胞，对效应性 T 细胞进行部分清理或不清理；③德国肿瘤生物学与实验治疗研究所提出的"非调理"思路[36]，即不预先清理全身免疫细胞库。可以根据医生的经验，结合患者的身体承受能力个体化地选择这 3 种调理方案，目的是尽量减少对患者体内原有免疫细胞的干扰，为即将输入的免疫细胞尽量营造"宽松"的环境。

### 四、免疫细胞治疗的次数

从采集患者外周血单个核细胞到将培养好的细胞全部回输给患者，通常需要 15 天左右，这称为 1 个免疫细胞治疗疗程。根据不同医疗机构的经验和习惯，每个疗程内，细胞可单次输注，也可分多次输注。如果输注免疫细胞后一段时间内患者病情好转或保持稳定，可以考虑继续使用下一个疗程，反之则应终止治疗。虽然绝大多数医疗机构在免疫细胞治疗前都预先帮患者设置了疗程和疗程间隔，但在治疗中还是要根据患者的反应和客观评价指标进行个体化的调整。

## 第五节　免疫细胞治疗的不良反应及禁忌证

### 一、免疫细胞治疗的不良反应

免疫细胞疗法大多是利用自身的免疫细胞发挥治疗效力，无任何毒性，因此，治疗比较安全，只有少数患者在治疗过程中会出现某些不良反应。然而随着更强效 T 细胞疗法（CAR-T 细胞疗法）的问世，其不良反应及治疗风险也随之增加，故对免疫细胞治疗不良反应的讨论分为非 CAR-T 细胞疗法和 CAR-T 细胞疗法。

#### 1. 非 CAR-T 细胞疗法的不良反应

常见的不良反应是发热，常伴有寒战和乏力，在细胞输注几小时后开始出现，这称为感冒样症状。感冒样症状出现的原因通常被认为是免疫细胞遇到靶细胞后产生的攻击性反应，也可以被称为轻度的细胞因子释放综合征，这是一种疗效的体现。轻微的感冒样症状通常可在数小时内自发缓解，卧床休息、大量饮水、物理降温、注射或饮用富含维生素 C 的液体均可加速症状的缓解。若患者出现中度发热，可使用退烧药物。如果患者出现高热，应该尽快使用退烧药物和中枢镇静疗法以缓解症状。与自体免疫细胞治疗相比，异体免疫细胞治疗引起的感冒样症状通常更常见和严重。

在输注细胞过程中有极少数患者会出现超敏反应。若发生超敏反应，须立即停止输注细胞，进行抗过敏治疗。对于轻中度的超敏反应，可给予抗组胺药物、维生素 C 和钙剂。对于严重超敏反应（甚至出现过敏性休克）者，要让患者平卧吸氧，予以肾上腺素和糖皮质激素，同时监测患者的生命体征。如果出现心脏停搏，应立即开始心肺复苏，并确保气道通畅。如果出现呼吸窘迫，须立即行气管插管或气管切开以建立人工气道，同时积极防治肺水肿、脑水肿、酸中毒等并发症的发生。

### 2. CAR-T 细胞疗法的不良反应

CAR-T 细胞疗法虽然在某些肿瘤的治疗中获得令人满意的临床疗效，但有时也会引起危及生命的不良反应，主要表现为细胞因子释放综合征和神经毒性。细胞因子释放综合征是常见的不良反应，主要特征是免疫激活导致的炎性细胞因子（尤其是 IL-6）水平异常升高，临床表现包括高热、疲倦、恶心、心动过速、低血压或心衰等。神经毒性是严重的毒副作用，患者可出现精神错乱、谵妄、表达型失语症、脑病和癫痫等。此外，患者还可能出现脱靶效应，即正常组织因少量表达 CAR-T 靶抗原而被误伤，最典型的是治疗 B 细胞相关血液肿瘤时引起的 B 细胞缺乏症。

细胞因子释放综合征的处理比较棘手，注意事项如下。

（1）在 CAR-T 细胞输注后 3 周内，若出现下列症状之一，可确诊为细胞因子释放综合征：体温超过 38 ℃、收缩压低于 90 mmHg、动脉氧饱和度小于 90% 和明显的脏器毒性反应。

（2）按细胞因子释放综合征的严重程度，将其分为 4 级，每级的症状不同：1 级为只需要接受支持治疗的轻度症状；2 级为需要住院治疗或静脉输注的器官毒性反应；3 级为出现需要静脉输液或低剂量升压药物治疗的低血压，需要血浆输注治疗的凝血障碍，以及需要高流量吸氧或无创机械通气的低氧血症；4 级为出现需要高剂量升压药物、有创机械通气治疗的威胁生命的症状，若不及时治疗，会有生命危险。

（3）发生 3 级以上细胞因子释放综合征的患者，应尽早使用托珠单抗（抗 IL-6 受体的封闭性抗体）治疗。托珠单抗起始剂量通常为 8 mg/kg，最大剂量不超过 800 mg，输注时间为 1 h。若初次使用托珠单抗后未能改善临床症状，需要排除其他引起临床症状恶化的原因（如败血症、肾上腺功能不全等），在提供有效血流动力学及呼吸支持的基础上可继续使用托珠单抗或糖皮质激素进行治疗。

## 二、免疫细胞治疗的禁忌证

（1）免疫治疗药物引起严重细胞因子释放综合征的患者。
（2）正在接受放疗、化疗的患者。
（3）严重感染未得到控制或高热患者。
（4）严重的心脑血管疾病或糖尿病患者。
（5）顽固性或持续性癫痫患者。
（6）孕妇或哺乳期妇女。
（7）严重过敏体质者。

# 第二章 免疫细胞治疗在恶性肿瘤中的应用

## 第一节 概 述

在确定恶性肿瘤的治疗方案之前，需要先评估肿瘤的严重程度并进行分期。Ⅰ期和Ⅱ期为早期。Ⅲ期和Ⅳ期为晚期，又被称为进展期。Ⅳ期肿瘤最为严重，常被称为转移期肿瘤，即肿瘤不仅在原发位置，还有远处转移。由于肿瘤的早期症状大多不明显，故中国的大部分患者发现病情时就已处在晚期阶段，此约占恶性肿瘤的70%。早期恶性肿瘤治疗通常为手术、放疗和化疗，根治的可能性比较高；晚期恶性肿瘤病情复杂，治疗上也很困难。对于难治性肿瘤，目前没有一个明确的定义。一般而言，经多线治疗后仍处于进展状态的恶性肿瘤，无标准治疗方案的罕见恶性肿瘤，合并多种伴随疾病、具有脑转移及患者身体一般状态较差的恶性肿瘤，都可以归为难治性肿瘤的范畴。面对这类难治性肿瘤，可选择的治疗极少。晚期药物难治性肿瘤是目前免疫细胞治疗的主要治疗对象，以延缓肿瘤复发和改善患者生活质量为主要目的。目前免疫细胞疗法已发展为继手术、化疗和放疗之后的第四种肿瘤临床治疗方法。

主流的"免疫监视"学说认为，机体免疫系统能识别并及时清除突变细胞，从而防止肿瘤的发生。机体对肿瘤的免疫应答主要包括细胞免疫和体液免疫，两者相互协作，杀伤肿瘤细胞。抗肿瘤免疫以细胞免疫为主。免疫细胞疗法由于成本较高，故临床治疗中通常先采用常规疗法清除大的肿瘤团块，再输注免疫细胞来清除少量残留或扩散的肿瘤细胞，以减少肿瘤的复发。恶性肿瘤是一种全身性疾病。若无特殊说明，免疫细胞治疗方式均为静脉输注。若需要加强局部的疗效，可以采用动脉介入注射或局部注射。

第1代免疫细胞疗法使用的细胞类型包括CIK细胞、NK细胞、iNKT细胞和γδ T细胞等，主要作用是提升肿瘤患者非特异性免疫功能和改善患者体力状况。第2代疗法使用的细胞类型包括TIL、DC、DC-CIK细胞和CTL等，主要作用是特异性杀伤肿瘤细胞。随着分子生物学技术的进展，肿瘤的细胞免疫治疗也正在向精准治疗的时代迈进。第3代疗法表现为T细胞识别肿瘤的特异性越来越强，杀伤肿瘤的效率也不断提升，以CAR-T细胞和TCR-T细胞为代表，但制备免疫细胞的费用也随之大幅度提升（图2-1）。

20世纪90年代初，学者发现，人类肿瘤中也有一类起抑制作用的T细胞。近年来的研究结果证实，浸润在肿瘤周围的淋巴细胞中确实存在大量的Treg细胞，依靠细胞表面的程序性死亡蛋白-1（programmed death protein-1，PD-1）配体接触效应性T细胞表面的 PD-1 来阻止 T 细胞激活，因而有利于肿瘤的生长和转移。在乳腺癌、卵巢癌、肺癌、胰腺癌、结直肠癌、肝癌、恶性淋巴瘤和恶性黑色素瘤等多种肿瘤患者的外周血及肿瘤局部组织中，Treg 细胞的比例增高，其数量与患者的肿瘤进展程度及预后呈负相关。清除肿瘤局部 Treg 细胞是肿瘤免疫治疗的新策略，但众多研究结果表明，肿瘤局部的 Treg 细胞被清除只是暂时的，它们会很快产生甚至恢复至清除前的水平，因此目前还没有相关的细胞疗法问世。

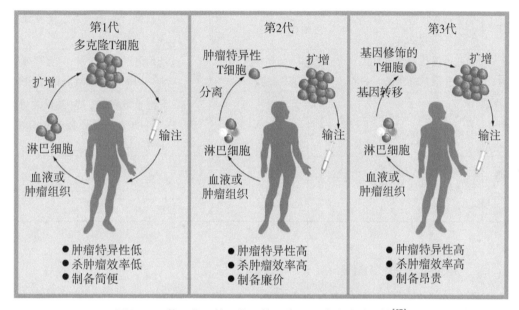

图 2-1　第 1 代、第 2 代和第 3 代 T 细胞疗法的比较[37]

与手术、放疗、化疗、靶向药物等的疗效评价方法一样，免疫治疗的疗效评价方法如下。

## 一、实体瘤反应评估标准

实体瘤反应评估标准如下。
（1）完全萎缩：所有目标病灶消失，任何病理性淋巴结的长径必须小于 1 cm。
（2）部分萎缩：所有目标病灶长径的总和至少减少 30%。
（3）病情恶化：所有目标病灶长径的总和至少增加 20%。
（4）病情稳定：位于部分萎缩与病情恶化之间。
肿瘤的客观缓解率的计算方法为：（完全萎缩数＋部分萎缩数）÷肿瘤总数。疾病控制率的计算方法为：（完全萎缩数＋部分萎缩数＋病情稳定数）÷肿瘤总数。

## 二、体力状况评分

常用的体力状况评分见表 2-1。健康状况越好，越能忍受治疗带给身体的副作用，因而也就越有可能接受彻底的治疗。反之，许多有效的抗肿瘤治疗就无法实施。

表2-1 常用的体力状况评分方法

| Karnofsky（也被称为卡氏、KPS、百分法）评分 | | | | Performance Status（也被称为PS、5分法）评分 | |
|---|---|---|---|---|---|
| 分数 | 描述（体力好） | 分数 | 描述（体力差） | 分数 | 描述 |
| 100 | 正常，无症状和体征 | 40 | 生活不能自理，需要特别照顾和帮助 | 0 | 正常活动 |
| 90 | 能进行正常活动，有轻微症状和体征 | 30 | 生活严重不能自理 | 1 | 症状轻，生活自在，能从事轻体力活动 |
| 80 | 勉强可进行正常活动，有一些症状或体征 | 20 | 病重，需要住院和积极的支持治疗 | 2 | 能耐受肿瘤的症状，生活可以自理，白天卧床时间不超过50% |
| 70 | 生活可自理，但不能维持正常生活和工作 | 10 | 病危，临近死亡 | 3 | 肿瘤症状严重，白天卧床时间超过50%，但还能起床站立，部分生活自理 |
| 60 | 生活能大部分自理，但偶尔需要别人帮助 | 0 | 死亡 | 4 | 病重，卧床不起 |
| 50 | 常需人照料 | — | — | 5 | 死亡 |

### 三、肿瘤标志物检测

肿瘤标志物是由肿瘤细胞本身合成、释放或宿主对肿瘤的刺激反应而产生的一类物质，血液样本的肿瘤标记物检测可用于肿瘤的早期诊断、疗效评价及预测预后等。临床上常用的肿瘤标志物与肿瘤类型存在一定的相关性，如甲胎蛋白（alpha fetoprotein，AFP）与肝癌相关，癌胚抗原（carcinoembryonic antigen，CEA）和神经元特异性烯醇化酶（neuron specific enolase，NSE）与肺癌相关，糖类抗原19-9（carbohydrate antigen 19-9，CA19-9）和CA242与胰腺癌相关，前列腺特异抗原（prostate specific antigen，PSA）与前列腺癌相关等。

对常用肿瘤标志物均不敏感的癌症患者，可以检测循环肿瘤细胞（circulating tumor cell，CTC），即通过通用的肿瘤细胞标记检测单位血液中的肿瘤细胞数量，以反映肿瘤的活跃程度变化。

肿瘤控制时间，常用肿瘤无进展生存期（progression-free survival，PFS）表示，肿瘤患者从接受治疗到观察到病情恶化或发生任何原因死亡之间的这段时间。

患者的总生存时间，用患者整体生存期（overall survival，OS）表示，通常指肿瘤患者从确诊到任何原因导致死亡之间的这段时间。

恶性肿瘤通常被分为：①来源于上皮细胞的各种癌；②来源于间叶组织的各种肉瘤；③来源于淋巴和造血组织的血液肿瘤；④来源于神经组织的各种母细胞瘤等；⑤其他恶性肿瘤。恶性肿瘤中癌的发病率最高，国内发病率较高的癌种从高到低依次为肺癌、胃癌、肠癌、肝癌、乳腺癌、食管癌、前列腺癌、肾癌、胰腺癌及鼻咽癌等。

# 第二节　癌

## 一、非小细胞肺癌

肺癌是常见的、病死率较高的恶性肿瘤，根据组织病理学分型可分为两大类：非小细胞肺癌（占 85%）和小细胞肺癌（占 15%）。非小细胞肺癌从病理上又分为鳞癌、腺癌、大细胞癌、类癌等。进展期非小细胞肺癌的治疗主要以化学药物治疗为主，不同类型的肺癌化疗方案各有不同。一线化疗，推荐使用 4～6 个疗程的以顺铂为基础的二联疗法，患者中位整体生存期（overall survival，OS）仅为 8～11 个月[38]。近年来，免疫细胞治疗已成为常用的肺癌辅助治疗方法，该疗法能激活机体抗肿瘤能力，重建患者免疫功能，而且治疗上不受肺癌分型的限制。

### 1. 自体 CIK 细胞联合化疗

大多数肺癌被诊断时已经发生癌细胞转移[39]，通常这些患者需要接受约 6 个疗程的化学药物治疗。为了降低化疗的多重不良反应（特别是白细胞降低、食欲低下、睡眠障碍等），2009 年，中国苏州大学做了 CIK 细胞疗法联合化疗治疗肺癌的研究。

（1）研究方法。联合组包括 29 名晚期肺癌患者。患者的平均年龄为 61 岁，拟接受 6 个疗程的 CIK 细胞联合化疗疗法。由于化疗药物会将输入的绝大多数 CIK 细胞杀死[40]，因此，患者须在每次化疗前抽血 50～100 mL，在实验室培养 CIK 细胞 14～21 天，培养至约 10 亿个细胞，然后在患者每次化疗结束 1 周后将细胞分为 2 天回输至患者体内。另设置对照组 30 人，平均年龄为 60 岁，对照组只接受 6 个疗程的化疗[41]。

（2）治疗后两组患者比较。①在输注 CIK 细胞过程中，患者没有发生严重的副作用；②联合组患者血液中各淋巴细胞亚类比例均明显升高，而化疗组患者没有明显改变；③联合组患者的食欲和疲劳程度评估明显优于化疗组；④联合组和化疗组患者的肿瘤缓解率相似（分别为 45% 和 43%），但联合组的疾病控制率（90%）明显高于化疗组（66%）；⑤联合组的无进展生存期（progression-free survival，PFS）和 OS 分别为 7 个月和 15 个月，而化疗组的分别为 5 个月和 11 个月。

（3）结论。自体 CIK 细胞联合化疗疗法可增强患者免疫功能，改善患者生活质量，提高肿瘤控制率，进而可延长肿瘤患者的生存时间。

### 2. 自体 DC-CIK 细胞联合化疗

DC-CIK 细胞对肺癌、乳腺癌、结肠癌和淋巴瘤的杀伤能力在体外杀伤实验中明显强于 CIK 细胞的，表明 DC 有促进 CIK 细胞抗肿瘤活性的作用。2009—2013 年，中国天津医科大学对 DC-CIK 细胞联合化疗治疗肺癌进行一系列临床研究。第 1 项研究关注肺癌术后的早期患者，主要研究 DC-CIK 细胞联合化疗治疗是否有助于延迟患者肿瘤复发；第 2 项研究关注肺癌不同分期的患者，主要研究 DC-CIK 细胞联合化疗治疗是否有助于延长患者生存时间；第 3 项研究关注肺癌进展期患者，主要研究 DC-CIK 细胞联合化疗治疗是否有助于延长患者生存时间。3 项研究中患者的化疗方案均根据临床指南制订，使用的 DC-CIK

细胞联合化疗培养方法均相同。所有患者均使用自体肿瘤裂解物刺激 DC 成熟。

（1）研究方法。①患者在每周期化疗前抽取 100 mL 的血液，通过梯度离心得到单个核细胞。②将单个核细胞过夜培养，贴壁细胞为单核细胞，将其与悬浮细胞分别培养。③单核细胞在细胞因子诱导下分化为未成熟 DC。在培养的第 6 天加入患者自体肿瘤裂解物，培养 1 天，使 DC 成熟。④悬浮细胞采用抗 CD3 抗体联合 IL-2 方法扩增 1 周以上，再加入成熟 DC，混合培养至约 130 亿个细胞。⑤在患者每个化疗疗程结束 1～2 周后，将细胞分 2 次回输，每次间隔 1 天。细胞检测结果显示，在成熟 DC 加入前，单独培养的 CIK 细胞中 NKT 细胞占 15%，Treg 细胞占 13%；如果联合 DC 一同培养，DC-CIK 细胞中 NKT 细胞占 19%，Treg 细胞占 10%。该结果提示，联合成熟 DC 一同培养可以增加 NKT 细胞的比例，减少 Treg 细胞的比例。

2009 年，天津医科大学开展第 1 项研究[41]。

（1）研究方法。42 名患者手术后在短期内接受 4 个疗程的 DC-CIK 细胞疗法联合化疗，另 42 名患者只接受 4 个疗程的标准化疗。

（2）治疗后患者情况。①联合组中未发生严重的不良事件，少数患者出现非特异性症状（包括发热和头痛），无须治疗即可自愈；②2 年后随访，联合组中 9 名患者（21%）出现肿瘤复发，化疗组中 15 名患者（36%）出现肿瘤复发；③联合组患者的 2 年生存率为 95%，化疗组患者的为 79%；④联合组患者在治疗 2 年后，5 名患者的肿瘤未复发，检测结果显示，这些患者外周血中的 IFN-γ、粒细胞集落刺激因子、IL-10、IL-13、IFN-γ 诱导性单核细胞、TNF-α 和 TNF-β 因子的水平都仍明显高于治疗前。

（3）结论。①联合疗法治疗安全，患者耐受性好；②自体 DC-CIK 细胞疗法可增强化疗的临床治疗效果；③该方法可激活 IFN-γ 和 TNF-α／β 等 Th1 型细胞的免疫应答，增强患者的抗肿瘤能力，显著延迟肿瘤的复发时间。

2012 年，天津医科大学在第 2 项研究[42]中用自体 DC-CIK 细胞疗法联合化疗治疗了 87 名非小细胞肺癌患者，其中，早期患者 50 人（包括 Ⅰ 期患者 23 人，Ⅱ 期患者 11 人，ⅢA 期患者 16 人）、晚期患者 37 人（包括ⅢB 期患者 7 人，Ⅳ 期患者 30 人）。另 87 人被纳入对照组，只接受化疗。化疗组患者的一般状况与联合组的相似。

（1）研究方法。两组患者的化疗方案均根据临床指南制订，联合组患者在每个化疗疗程结束 1～2 周后接受 DC-CIK 细胞疗法。若患者的肿瘤进展或患者死亡，患者即停止治疗。

（2）治疗 3 年后，两组患者比较情况。①联合组早期患者的肿瘤控制率为 64%，患者生存率为 82%；晚期患者的肿瘤控制率为 6%，患者生存率为 31%。②化疗组早期患者的肿瘤控制率为 54%，患者生存率为 66%；晚期患者的肿瘤控制率为 3%，患者生存率为 3%。③联合组晚期患者的 PFS 为 13 个月，OS 为 24 个月；化疗组患者的 PFS 为 6 个月，OS 为 10 个月。④联合组患者接受 DC-CIK 细胞疗法的平均次数是 6 次；其中，治疗次数不少于 7 次的患者的 PFS 为 41 个月，OS 为 73 个月；治疗次数少于 7 次的患者的 PFS 为 13 个月，OS 为 26 个月。

（3）结论。①无论使用哪种治疗方法，早期患者的疗效都远远优于晚期患者的疗效；②无论患者的肿瘤如何分期，联合组患者 3 年内的肿瘤控制率和生存率都显著高于常规化疗组的；③联合组患者的预后与接受 DC-CIK 细胞疗法的次数呈正相关；7 次以上 DC-CIK 细胞疗法可大大延缓患者肿瘤复发时间，延长其生存期。

2013 年，天津医科大学在第 3 项研究[43]中用 DC-CIK 细胞疗法联合化疗治疗 61 名进展期非小细胞肺癌患者，另 61 名患者只接受化疗。化疗组患者的一般状况与联合组的相似。

（1）研究方法。两组患者的化疗方案均根据临床指南制订，联合组患者在每个化疗疗程结束 1～2 周后接受 DC-CIK 细胞疗法，如果患者的肿瘤复发或患者死亡，患者即停止治疗。

（2）治疗 2 年后，两组患者比较情况。①联合组患者的 1 年生存率为 57%，2 年生存率为 27%，显著高于化疗组患者的 1 年生存率（37%）和 2 年生存率（10%）；②联合组治疗前、治疗后患者外周血总 T 细胞、辅助性 T 细胞和 CTL 的比例没有明显变化，但治疗后 NKT 细胞的比例明显增加，Treg 细胞的比例减少；③联合组患者血清中 IFN-γ 和 TNF-α 的分泌有明显增加，TGF-β 的分泌减少，IL-10 没有变化。

（3）结论。①联合组患者生存率的提高验证了 DC-CIK 细胞疗法与化疗的协同作用。联合组患者血中的 NKT 细胞增高很可能是患者生存时间延长的主要原因，该细胞还可抑制 Treg 细胞的扩增，起到间接增强抗肿瘤免疫的作用。②DC-CIK 细胞疗法可以激活 IFN-γ 和 TNF-α 介导的细胞免疫，使体液免疫相对减弱，提高机体抗肿瘤能力。

### 3. 自体 DC-CIK 细胞 + 化疗 + 肿瘤冷冻消融

肿瘤冷冻消融手术作为一种微创治疗技术已被广泛接受，其主要是针对多种不可切除的实体瘤（包括肺癌）[44]；早期的体外研究结果和体内研究结果均显示，较之使用一种疗法，化疗和肿瘤冷冻消融相结合可加速肿瘤细胞的坏死和凋亡，并能显著使肿瘤体积缩小[45]。冷冻手术不仅破坏肿瘤结构，而且产生的肿瘤裂解产物还可能激活 DC，刺激肿瘤特异性辅助性和杀伤性 T 淋巴细胞的扩增，此种反应被称为冷冻免疫反应[46]。

2013 年，笔者团队针对 161 名转移期肺癌患者设计了 5 种治疗方案[47]，观察其治疗效果（图 2 - 2）。具体的治疗方案选择由医生推荐和患者选择共同决定。

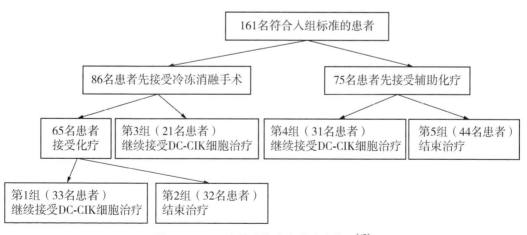

图 2 - 2 161 名转移期患者的治疗情况[47]

图 2-2 中，第 1 组患者依次接受冷冻消融手术、化疗和 DC-CIK 细胞疗法，第 2 组患者依次接受冷冻消融手术和化疗，第 3 组患者依次接受冷冻消融手术和 DC-CIK 细胞治疗，第 4 组患者依次接受化疗和 DC-CIK 细胞治疗，第 5 组患者只接受化疗。

（1）研究方法。①冷冻消融手术治疗，处理患者全身 2 cm 以上的肿瘤（脑肿瘤除外）；②化疗，使用常规 4～6 个疗程的一线化疗；③DC-CIK 细胞疗法，每次为患者输注 100 亿个细胞，在患者进行冷冻消融手术 1 周后或化疗结束 1 周后，分 4 天回输至患者体内。

（2）治疗后患者情况。第 1 至第 3 组患者进行经皮全面冷冻消融手术后，三组患者分别有 7 名、9 名和 21 名患者出现心动过缓、低血压和发热，经过适当的治疗后症状均得到缓解。在接受化疗的第 1、第 2、第 4 和第 5 组患者中，均未出现严重的骨髓抑制，仅出现轻微的副作用（如贫血、皮肤瘀斑、疲劳、口腔疼痛等）。这些副作用的缓解发生在化疗 3～4 周后或化疗 – 免疫疗法 1～2 周后。第 1、第 3 和第 4 组接受免疫治疗的患者，除发热外，没有出现其他并发症或不良反应：26 名患者体温升至 38 ℃，14 名患者体温升至 39 ℃；绝大多数发热可在 6 h 内通过物理降温得以控制，其余 2 名发热达 40.1 ℃ 的患者在肌内注射退热药物后，体温得到控制。161 名患者的中位 OS 为 17 个月，第 1 组 + 第 2 组 + 第 3 组方案治疗患者的中位 OS 为 20 个月，其中，第 1 组方案的中位 OS 为 27 个月，第 2 组的中位 OS 为 18 个月，第 3 组的中位 OS 为 17 个月。第 4 组和第 5 组治疗患者的中位 OS 为 10 个月，其中，第 4 组的中位 OS 为 12 个月，第 5 组的中位 OS 为 8.5 个月。

（3）结论。肿瘤的微环境不利于免疫细胞发挥杀伤肿瘤作用，从而使肿瘤能够逃避免疫监视。第 4 组的中位 OS 结果明显优于第 5 组的，第 1 组的中位 OS 结果明显优于第 2 组的。可能的解释是：化疗或冷冻消融破坏了肿瘤的微环境，使免疫细胞具有更好的杀伤肿瘤的机会，进而延长患者的生存时间。

### 4．自体 CIK 细胞联合免疫检查点抑制剂

免疫检查点抑制剂主要为抗 PD-1 抗体和抗 PD-1 配体的抗体，已被多国 FDA 批准为治疗晚期非小细胞肺癌的一线治疗药物。与其他的一线和二线疗法相比，这类药物在提高患者生存期方面具有优势，并且在某些患者中维持疗效的持久性更高。但是，大多数患者仍对抗 PD-1 抗体无反应，临床上仍需要新的免疫疗法与药物组合。

2018 年，中国郑州大学报道了 CIK 细胞联合抗 PD-1 抗体派姆单抗治疗 1 名转移性非小细胞肺癌患者的案例[48]。

1 名 63 岁男性患者，其右下叶肺部肿块经活检后被诊断为鳞状细胞癌，而且已发生多处转移，包括纵隔、右肺门和胸骨。一线和二线化疗均已失败。免疫组化检测结果提示，患者的肿瘤细胞强烈表达 PD-L1，而且 T 细胞广泛浸润肿瘤，然而没有观察到 PD-1 染色。患者的肿瘤和血液样品的全外显子序列分析结果提示，患者的插入、缺失计数分别为 0.04 和 5.00，肿瘤携带非同义单核苷酸变异体突变，未发生 DNA 错配修复相关基因突变。患者同意接受派姆单抗联合 CIK 细胞过继转移治疗，经过 8 轮派姆单抗联合 7 个疗程的 CIK 细胞治疗后，患者肿瘤接近完全萎缩，而且治疗结束 185 天后患者仍处于病情缓解状态。该患者在治疗期间未发生不良事件。

该患者的治疗结果提示，派姆单抗与 CIK 细胞联合应用可能增加肿瘤对派姆单抗的敏感性，而且不会增加抗 PD-1 抗体的不良反应。

### 5. 异体 NK 细胞疗法

笔者团队连续发表过 2 项此类研究成果。第 1 项研究关注肺癌转移期患者，主要研究 NK 细胞治疗是否有助于减少患者血液中的 CTC；第 2 项研究关注肺癌进展期患者，主要研究 NK 细胞治疗是否能控制肿瘤进展。治疗使用的 NK 细胞均为患者亲属捐献（100 mL 外周血），利用商业化试剂盒（主要包括 K562 滋养层细胞、单克隆抗体和 IL-2）进行单个核细胞培养，专一性地扩增 NK 细胞。细胞培养约 12 天（细胞数量达到 80 亿～100 亿个，活细胞比例为 92%，NK 细胞纯度大于 95%）时，将细胞分为 3 天的剂量通过静脉回输至患者体内，此为 1 个疗程。治疗后，检测患者血液中 CTC 的数量，此指标与患者的病情相关（如肿瘤大小和转移灶数目[49]），对识别高复发风险的患者和提高患者存活率具有广阔的研究和应用前景[50]。用流式细胞仪检测到 CTC 为表达 CD45$^-$、CK$^+$ 和 CD326$^+$ 的细胞，即外周血中的上皮细胞（正常范围为 0～1 个）。

2017 年，在第 1 项研究[51]中，笔者团队用异体 NK 细胞疗法治疗 31 名转移期非小细胞肺癌患者。治疗前，患者外周血中 CTC 的数量均为 27 个/7.5 毫升。

（1）研究方法。每名患者均接受 2 个疗程的 NK 细胞治疗，第 1 疗程细胞回输结束后，即开始第 2 疗程的细胞培养。

（2）治疗后患者的情况。①患者最常见的反应是发热（34%），其次是疲劳（22%），对症治疗后，所有症状在 1 天内可缓解，而且不再出现；②治疗 7 天后，患者经外周血中 CTC 的平均数量降为 20 个/7.5 毫升，治疗 30 天后降为 14 个/7.5 毫升；③患者血液中 Th 细胞、CTL 亚类细胞及 NK 细胞计数均升高，以 NK 细胞升高最为显著；④患者血清中 Th1 型细胞因子水平升高；⑤患者 KPS 评分明显改善。

（3）结论。①患者血液中 CTC 数量在接受治疗后逐渐下降，提示患者肿瘤复发风险逐渐降低；②患者肿瘤细胞受损并死亡，会减少从病灶释放到血液中的 CTC 数量，因此，CTC 数量的减少可能会成为评价异体 NK 细胞疗法疗效的指标之一。

2019 年，在第 2 项研究[52]中，笔者团队用异体 NK 细胞治疗 13 名处于肺腺癌进展期的患者（含 8 名男性患者和 5 名女性患者），平均年龄为 57 岁，其中的 10 名患者处于肺腺癌转移期。

（1）研究方法。每名患者拟接受 6 个疗程治疗。治疗期间肿瘤复发或患者死亡，患者即停止治疗。

（2）治疗 3 个月后的患者情况。①在细胞输注过程中，患者均未报告感冒、发热或其他任何不适症状；②患者外周血中 IFN-γ 的水平逐渐升高；③患者外周血中淋巴细胞亚群比例和其他细胞因子水平均未出现明显变化；④患者血清中 CEA 水平显著下降，胸苷激酶水平无明显变化；⑤11 名患者病情稳定，2 名患者病情恶化。

（3）结论。①经过 6 个疗程异体 NK 细胞疗法治疗后，患者的肿瘤控制率达 85%；②该疗法可增加患者外周血 Th1 型细胞因子的含量，同时降低患者血清肿瘤标志物的表达水平；③该方法可能成为一种抑制肺腺癌进展的疗法。

### 6. 异体 NK 细胞联合肿瘤冷冻消融疗法

2017 年，笔者团队采用异体 NK 细胞联合冷冻消融治疗进展期肺癌患者[53]。

（1）研究方法。联合组 30 名患者接受冷冻消融手术后，每名患者接受 2 个疗程的异体 NK 细胞治疗。第 1 个疗程的细胞输注结束后即开始第 2 个疗程的细胞培养。治疗使用的 NK 细胞（为 100 mL 外周血）均为患者亲属捐献，利用商业化试剂盒（主要包括 K562 滋养层细胞、单克隆抗体和 IL-2）进行单个核细胞培养，专一性地扩增 NK 细胞。细胞培养时间 12 天左右，细胞数量可达到 80 亿～100 亿个。细胞被分为 3 份，连续 3 天回输患者体内，此为 1 个疗程。另 30 名患者只接受冷冻消融手术。

（2）治疗后患者情况。①联合组患者有发冷、发热和疲倦等副作用。这些副作用均为轻度，可在 1 天内自发缓解，其发生率与冷冻组患者的差异无统计学意义；②随访期间无患者死亡；③治疗 2 周后，联合组患者外周血所有淋巴细胞亚群数量均升高（尤其是 NK 细胞，患者每微升血液中 NK 细胞数目从平均 412 个升高到 698 个），Th1 型细胞因子也较高，Th2 型细胞因子水平基本保持不变；④联合组患者的 KPS 评分在治疗后 1 个月和 3 个月都明显高于冷冻组的；⑤两组患者治疗 1 个月后接受影像学检查，残存肿瘤的体积都明显减少；⑥治疗 3 个月后影像学检查结果提示，联合组患者的剩余肿瘤直径之和明显小于冷冻组的；⑦治疗 3 个月后，联合组患者的肿瘤控制率为 83%（7 名患者的肿瘤完全萎缩），冷冻组的肿瘤控制率为 70%（4 名患者的肿瘤完全萎缩）。

（3）结论。①异体 NK 细胞疗法可能不会增加冷冻消融患者的副作用；②联合治疗在肺癌的短期疗效方面展现明显的优势。

**7. 异体 NK 细胞联合靶向药物**

表皮生长因子受体（epidermal growth factor receptor，EGFR）过度表达的非小细胞肺癌预后较差，而全身化疗获益有限[54]，西妥昔单抗（针对 EGFR 的封闭性抗体）是抑制这种肿瘤细胞生长的特效药物[55]，患者肿瘤免疫组化检测 EGFR 高表达是使用该药的适应证。随着使用时间的延长，新生的 EGFR 低表达的肿瘤逐渐占据优势，导致该药逐渐失效；而且随着正常表皮细胞功能的逐渐破坏，药物的副作用通常会在数月后出现并逐渐加重；NK 细胞疗法既能杀伤肿瘤，又能减轻靶向药物的副作用，是靶向药物的有益补充[56-57]。

2018 年，笔者团队采用异体 NK 细胞联合西妥昔单抗治疗进展期非小细胞肺癌患者[58]。

（1）研究方法。联合组的 27 名患者，服用西妥昔单抗过程中连续接受 2 个疗程的 NK 细胞治疗。治疗使用的 NK 细胞均为患者亲属捐献，利用其 100 mL 外周血专一性扩增 NK 细胞。NK 细胞培养时间约为 12 天。培养结束时，NK 细胞的数量可达 80 亿～100 亿个。细胞被分为 3 份，连续 3 天回输患者体内，此为 1 个疗程。另 27 名患者作为对照组，只服用西妥昔单抗。

（2）治疗 3 个月后患者情况。①两组患者中出现的所有不良反应都是可以控制的（均与靶向药物相关，最高的为 3 级，大多数为 1 级），差异无统计学意义；②联合组患者血液中的 CEA、NSE 和 CTC 水平都明显低于治疗前的；③联合组患者外周血中的 T 细胞和 NK 细胞数量均显著增加；④联合组患者外周血 Th1 型细胞因子的表达显著增加；⑤联合组中 4 名患者的肿瘤部分萎缩，17 名患者的病情稳定、6 名患者的病情恶化；对照组中 2 名患者的肿瘤部分萎缩，14 名患者的病情稳定，11 名患者的病情恶化；

⑥联合组患者的 KPS 评分从平均 74 分升高到 83 分，对照组患者的 KPS 评分从平均 73 分升高到 76 分；⑦联合组患者的平均 PFS 和 OS 分别为 6 个月和 9.5 个月，都明显长于对照组的 4.5 个月和 7.5 个月。

（3）结论。①异体 NK 细胞疗法可能不会增加西妥昔单抗治疗的不良反应；②联合组患者血液中肿瘤标记物和 CTC 数量都明显降低，可能是血液中的 NK 细胞能靶向清除 CTC，防止肿瘤转移并减少残留的肿瘤负荷[59]；③联合组 Th1 型细胞因子表达显著增加，提示患者细胞免疫功能提高；④西妥昔单抗可刺激淋巴细胞产生 IL-12 和 IL-21 等因子，进而刺激 NK 细胞产生 TNF-β 和 IFN-γ 等细胞因子[60]；联合组患者肿瘤控制情况明显优于对照组，可能与西妥昔单抗和 NK 细胞共同形成的抗体依赖性细胞介导的细胞效应相关[57]；⑤NK 细胞与西妥昔单抗的联合疗法不仅可以减轻肿瘤细胞的负荷，而且可能中和肿瘤诱导的免疫抑制，增强免疫细胞疗法的效果。

**8. 异体 NK 细胞联合免疫检查点抑制剂**

PD-1 配体是在肿瘤细胞和 Treg 细胞上表达的免疫检查点蛋白，可通过与多种淋巴细胞表面的 PD-1 结合而加速衰老的淋巴细胞凋亡，进而下调整体淋巴细胞的抗肿瘤功能[61]。抗 PD-1 抗体（如派姆单抗）的临床研究结果显示，抗 PD-1 抗体可以抑制肿瘤患者的 T 细胞凋亡，增加淋巴细胞的总数量，对非小细胞肺癌具有治疗价值[62]。

2020 年，笔者团队使用异体 NK 细胞联合派姆单抗治疗肿瘤活检 PD-1 配体高表达（免疫组化表达量大于 50%）的进展期非小细胞肺癌患者[63]。

（1）研究方法。联合组纳入 55 名患者，每名患者在使用派姆单抗治疗期间接受 6 个疗程的 NK 细胞疗法。治疗期间若患者肿瘤复发或患者死亡，则停止治疗。治疗使用的 NK 细胞均为患者亲属捐献，利用 100 mL 外周血专一性扩增 NK 细胞（商业化试剂盒，主要试剂为 K562 滋养层细胞）。NK 细胞培养时间约为 12 天。NK 细胞培养结束时，其数量可达 80 亿～100 亿个。NK 细胞被分为 3 份，连续 3 天回输，此为 1 个疗程。另 54 名患者作为对照组只使用派姆单抗治疗。

（2）治疗 3 个月后患者的情况。①患者接受 NK 细胞疗法后未出现严重的副作用，所有的副作用归因于派姆单抗（大部分为 2 级，少数为 3 级）；②联合组患者外周血单个核细胞中 NK 细胞的平均比例从 9% 升高到 21%，对照组患者血清中淋巴细胞亚群和细胞因子水平均未出现明显变化；③联合组患者外周血中 Th1 型细胞因子的水平显著增加，包括 IL-2、TNF-β 和 IFN-γ；④两组患者外周血中的肿瘤标志物都有所降低，联合组的降低得更加明显；⑤联合组患者的肿瘤客观缓解率为 36%，优于抗体组的 19%；⑥只有联合组患者的外周血 CTC 数量有所减少，由每 7.5 mL 血液中平均 13 个减少为 11 个；⑦联合组患者的 OS 为 17 个月，对照组的为 13 个月；⑧联合组患者 PFS 为 6 个月，对照组的为 4 个月。

（3）结论。①派姆单抗与异体 NK 细胞疗法联合使用可显著增强患者免疫功能，尤其是细胞免疫功能。②经培养的 NK 细胞具有较强的杀肿瘤活性，可通过靶向杀伤血液中的 CTC 来预防肿瘤转移；③派姆单抗与异体 NK 细胞联合应用可延长患者肿瘤恶化时间，这可能与派姆单抗可增强 NK 细胞的抗肿瘤反应相关，类似的结果也曾出现在卵巢癌[64]和头颈癌的研究中[65]。

### 9. CAR-T 细胞疗法

2016 年，中国人民解放军总医院采用 CAR-T 细胞疗法治疗 11 名 EGFR 表达阳性的非小细胞肺癌患者[66]（包括 6 名女性和 5 名男性，平均年龄为 58 岁，腺癌患者与鳞癌患者的比例为 8 : 3。经检测，肿瘤均为对 EGFR 酪氨酸激酶抑制剂治疗无效的 EGFR 外显子 19 缺失的基因突变型。患者被分为 4 组，在 CAR-T 细胞疗法前预先采用不同的化疗调理方案：4 名患者不进行调理，2 名患者接受环磷酰胺的化疗调理，2 名患者接受环磷酰胺、培美曲塞和顺铂的化疗调理，3 名患者接受环磷酰胺、多西他赛和顺铂的化疗调理。

（1）研究方法。EGFR-CAR-T 细胞在实验室培养扩增 10 ～ 13 天，细胞数量达到 1 亿个/千克时，给患者单次静脉回输。培养结束后检测，T 细胞纯度为 94%。对于 T 细胞亚群，按细胞表面标志分类，辅助性 T 细胞和 CTL 分别占 27% 和 67%；按细胞分化程度分类，效应性 T 细胞和记忆性 T 细胞均占 47%；按基因修饰情况分类，CAR-T 细胞和普通 T 细胞分别占 29% 和 65%。

（2）治疗后患者的情况。①所有患者未出现细胞因子释放综合征；②4 名患者在输注 CAR-T 细胞后的 6 周、16 周和 26 周分别接受肿瘤活检，均在肿瘤中被检测到 CAR-T 细胞；③3 个月内 2 名患者的肿瘤部分萎缩，5 名患者的病情稳定并持续 2 ～ 8 个月。

（3）结论。①全部患者对细胞输注的耐受性良好，该方法治疗非小细胞肺癌是相对安全的；②治疗 5 个月后在患者肿瘤内都可检测到 CAR-T 细胞，这表明其可以有效地迁移到肿瘤灶中，而且存活时间较长；③肿瘤获得控制，表明研究者采用的 EGFR-CAR 表位的亲和力适当，对 EGFR 外显子 19 缺失的肺癌患者有效。

## 二、胃癌

胃癌是起源于胃黏膜上皮的恶性肿瘤，可发生于胃的任何部位。绝大多数胃癌属于腺癌，早期无明显症状，或仅出现上腹不适、嗳气等非特异性症状，与胃炎、胃溃疡等胃慢性疾病症状相似，易被忽略，因此，在中国，胃癌通常发生转移后才被诊断[67]。目前，虽有一系列的治疗方法，如外科手术切除结合化学疗法、放疗、热疗等，但晚期胃癌患者的五年生存率仍然很低。临床研究中，早期胃癌的复发率为 2% ～ 14%，晚期胃癌的复发率为 50% 以上，患者整体五年生存率为 30%[68]。多疗程的化疗会导致胃癌患者的免疫功能降低，对患者的远期疗效构成威胁[69]。因此，学者提出，直接或间接地调节宿主与肿瘤之间生物学相互作用的免疫细胞疗法可能会提高患者的生存率[70]。

### 1. 自体 CIK 细胞疗法

2012 年，中国苏州大学采用 CIK 细胞治疗化疗结束后的晚期胃癌患者[71]。

（1）研究方法。CIK 细胞组纳入 74 名患者。在化疗开始前使用血细胞分离机为每个患者采集 1 000 万个外周血单个核细胞，将这些单个核细胞冻存、备用。化疗结束 2 周后，用经典方法培养、扩增 CIK 细胞，持续培养 4 周后回输给患者。每疗程回输 5 次，每次回输 10 亿个细胞，疗程间隔 8 ～ 12 周。每名患者至少接受 3 个疗程的细胞治疗，直到出现肿瘤复发才停止治疗。另 77 名患者作为对照组，不接受细胞治疗。

（2）治疗后患者的情况。①治疗 1 周后，CIK 细胞组患者血液淋巴细胞中平均总 T

细胞比例由治疗前的 51% 增加至 63%，辅助性 T 细胞的比例从治疗前的 27% 增加至 35%，而且在治疗结束 2 个月后仍然维持类似的高水平；②对照组患者的三年生存率和五年生存率分别为 55% 和 23%，显著低于 CIK 细胞组患者的 68% 和 32%；③对照组患者的 OS 为 42 个月，显著低于 CIK 细胞组的 48 个月；④对照组患者的三年肿瘤控制率和五年肿瘤控制率分别为 36% 和 10%，显著低于 CIK 细胞组的 47% 和 28%；⑤对照组患者的 PFS 为 34 个月，低于 CIK 细胞组的 40 个月。

（3）结论。CIK 细胞组患者的五年生存率提高了 9%，五年肿瘤控制率提高了 18%。这充分说明了 CIK 细胞疗法的良好效果。

**2. 自体 CIK 细胞联合化疗**

2006 年，中国苏州大学采用自体 CIK 细胞联合化疗治疗 32 名姑息性胃切除后的晚期胃癌患者[72]。

（1）研究方法。联合组的 32 人、对照组的 25 人均接受 5 个疗程的常规化疗。此外，联合组患者在每次化疗结束 1 周后接受 CIK 细胞疗法。CIK 细胞来自患者自身外周血，采用常规方法培养 2 周，数量约为 10 亿个。

（2）治疗后患者情况。①联合组患者出现畏寒（有 3 人）、发热（有 14 人）、恶心和呕吐（有 2 人）等不良症状，均在 1 天内自行恢复；②治疗 2 周后，联合组患者血清中肿瘤标志物水平明显降低，而且外周血中 NK 细胞和 T 细胞的比例均显著增加；③治疗 3 个月后，联合组患者的肿瘤控制率为 56%，化疗组的为 48%；④联合组患者的 KPS 评分持续改善，而化疗组的则随着化疗次数的增加逐渐降低；⑤与化疗组相比，联合组患者的两年生存率有所提高（联合组的为 40%，化疗组的为 35%）。

（3）结论。①CIK 细胞疗法可通过增强患者肿瘤免疫反应来控制肿瘤的进展；②自体 CIK 细胞联合化疗疗法可以提高晚期胃癌患者的两年生存率，而且大大减少化疗带来的不良反应。

2013 年，中国郑州大学采用自体 CIK 细胞联合化疗治疗胃部切除的胃癌患者[73]。

（1）研究方法。联合组 51 名患者的平均年龄为 56 岁，其中，高分化胃腺癌患者 21 名，低分化胃腺癌患者 30 名。化疗组 47 名患者的平均年龄为 55 岁，其中，高分化腺癌患者 21 名，低分化腺癌患者 26 名。全部患者均接受 2 个疗程的常规化疗。此外，联合组患者每次化疗结束 2 天后接受 CIK 细胞疗法。CIK 细胞来自患者的自身外周血，经常规方法培养 2 周，数量达 10 亿个细胞左右。

（2）治疗后患者情况。①联合组患者外周血中总 T 细胞、辅助性 T 细胞和 CTL 数量都高于化疗组的，但 CTL 数量低于治疗前的；②治疗 3 个月后随访，化疗组中 23 名患者的肿瘤复发，联合组中 12 名患者的肿瘤复发；③治疗 1 年后随访，联合组患者肿瘤复发率为 6%，化疗组的为 26%；④治疗 2 年后，联合组患者肿瘤复发率为 18%，化疗组的为 36%；⑤治疗 3 年后，联合组患者肿瘤复发率为 24%，化疗组的为 49%。

（3）结论。①联合组患者外周血淋巴细胞数量增加，患者的免疫功能得到加强；②联合组患者肿瘤复发率显著低于化疗组的，CIK 细胞疗法与化疗在治疗胃癌方面具有协同作用。

**3. 自体 γδ T 细胞疗法**

胃癌患者出现的恶性腹水需要进行多次腹腔穿刺才能消除，这极易造成患者电解质、酸碱平衡紊乱和营养物质损失过多，因此，有效控制或消除患者腹水有时比治疗实体肿瘤更加急迫。2014 年，日本东京大学医院通过腹腔引流管注射自体 γδ T 细胞治疗 7 名有恶性腹水的转移型胃癌患者[74]。患者的入选标准为预期生存期超过 3 个月，PS 评分为 0～2 分，化疗已经失败。2 名男性患者、5 名女性患者的平均年龄为 58 岁。

（1）研究方法。每名患者治疗前先采集 10 亿个外周血单个核细胞，以唑来膦酸为主要试剂培养 γδ T 细胞。γδ T 细胞在实验室培养 2 周后，数量可达 60 亿个左右。将细胞沿腹腔引流管回输至患者体内。每周 1 次，连续治疗 4 周。在疗程开始的前 1 天、第 1 天、第 2 天、第 7 天和第 14 天，给患者通过腹腔引流管注射 1 mg 唑来膦酸以刺激 γδ T 细胞在腹水中继续增殖。

（2）治疗后患者情况。①4 周内未发生严重的意外或持久不良事件，提示患者该方法的耐受性较好；②患者血液中 γδ T 细胞总数并未增加，表明这些注射的细胞没有从腹膜腔进入血液循环；③患者腹水中肿瘤细胞的数量显著减少；④患者腹水中 IL-1β、IL-8 和 TNF-α 的产生明显增多，但血液中的几乎没有变化，说明该治疗不会引发全身性的炎症反应；⑤1 名患者的腹水完全消失（但纵隔淋巴结转移灶比治疗前的肿大），1 名患者的腹水减少（但新出现骨转移灶），其余 5 名患者的腹水无明显变化。

（3）结论。虽然此疗法的成功率较低，但为控制患者的恶性腹水提供一种思路。患者腹水中肿瘤细胞的数量显著减少，表明 γδ T 细胞确实能在腹水中识别肿瘤细胞并发挥抗肿瘤活性。

研究中，中性粒细胞明显募集并进入患者腹膜腔，却没有出现任何腹膜炎迹象，可能的机制如下：①γδ T 细胞活化、诱导中性粒细胞迁移，并增加其吞噬潜能和 α - 防御素的释放[75]；②γδ T 细胞迅速诱导中性粒细胞向腹腔迁移，浸润腹壁种植转移的肿瘤病灶[76]。

## 三、结直肠癌

结直肠癌即通常所说的大肠癌，包括结肠癌和直肠癌。直肠是结肠的末端和延续，故结肠癌和直肠癌在生物学性状、治疗方法等方面具有很大的相似性，因而常被一同提及，在免疫细胞治疗方面亦如此。尽管在过去 10 年中，化疗、放疗和热疗等多种治疗方法取得了一定成效，但晚期结直肠癌患者的预后仍然很差[77]。免疫细胞疗法可改善患者生存质量，延长患者生存时间。

### 1. 自体 CIK 细胞联合化疗

2014 年，中国江苏省人民医院（南京医科大学第一附属医院）采用化疗联合 CIK 细胞治疗结直肠癌术后的患者[78]。该研究的患者纳入原则包括患者预期生存超过 3 个月，中位 KPS 评分高于 60 分；排除标准包括患者患有缺血性心脏病或脑血管疾病或慢性气道阻塞性疾病等。被纳入的患者的基本情况见表 2－2[78]。

表 2-2 患者的基本情况

| 差别 | 特点 | 联合组人数 | 化疗组人数 | P |
|---|---|---|---|---|
| 性别 | 男 | 22 | 16 | 0.825 |
| | 女 | 8 | 14 | |
| 年龄 | <60 岁 | 12 | 17 | 0.880 |
| | ≥60 岁 | 18 | 13 | |
| 病理类型 | 结肠癌 | 17 | 17 | 0.078 |
| | 直肠癌 | 13 | 13 | |
| 肿瘤大小 | <4 cm | 16 | 14 | 0.696 |
| | ≥4 cm | 14 | 16 | |
| 肿瘤分化程度 | 高分化 | 5 | 7 | 0.184 |
| | 中分化 | 18 | 18 | |
| | 低分化 | 7 | 5 | |
| 肿瘤分期 | Ⅰ 期和 Ⅱ 期 | 10 | 8 | 0.434 |
| | Ⅲ 期 | 13 | 15 | |
| | Ⅳ 期 | 7 | 7 | |
| 淋巴结转移 | 有 | 17 | 19 | 0.558 |
| | 无 | 13 | 11 | |
| 化疗方案 | FOLFOX | 10 | 12 | 0.558 |
| | XELOX | 20 | 18 | |

FOLFOX 方案为：奥沙利铂、亚叶酸钙联合氟尿嘧啶。XELOX 方案为：希罗达联合草酸铂。

（1）研究方法。每次治疗时，抽取联合组 30 名患者每人 50 mL 血液。经常规方法培养 3～4 周后，单次静脉回输 CIK 细胞，此为 1 个疗程。经检测，培养结束时 T 细胞占 70%，其中，CTL 占 40%，NKT 细胞占 30%。每个疗程间隔 10 天，根据患者的身体状况、化疗次数、CIK 细胞疗法后的反应、住院时间等共同决定 CIK 细胞疗法的治疗次数。另 30 名患者只做化疗。

（2）治疗后患者情况。①联合组接受 1 个、2 个、3 个和 4 个疗程 CIK 细胞疗法的患者分别为 11 人、8 人、6 人和 5 人；②首个联合疗程结束 2 周后，联合组患者外周血 CTL 细胞比例从 20% 增加至 36%，NKT 细胞从 14% 增加至 21%，NK 细胞从 1% 增加至 14%；③经长期随访，联合组患者的中位 PFS 为 26 个月，中位 OS 为 41 个月；而化疗组的分别为 12 个月和 31 个月。

（3）结论。①联合组患者外周血的多种淋巴细胞比例均增加，说明患者的免疫功能得到提升；②联合组患者的中位 PFS 和中位 OS 均明显长于化疗组的，表明自体 CIK 细胞疗法与化疗发挥了协同作用。

### 2. 自体 DC-CIK 细胞联合化疗

2014 年，中国天津市协和医学中心采用 DC-CIK 细胞联合化疗治疗进展期结直肠癌患者[79]。

（1）研究方法。联合组 100 名患者（男性患者 71 名、女性患者 29 名）的平均年龄为 62 岁，其中，结肠癌者 29 人，直肠癌者 71 人。化疗组 251 名患者的平均年龄为 67 岁，其中，男性患者 158 名，女性患者 93 名，结肠癌患者 79 名，直肠癌患者 172 名。这些患者均常规地接受 6 个疗程的化疗。此外，联合组患者接受 DC-CIK 细胞疗法。

DC-CIK 细胞疗法方案为：①患者在化疗的每个疗程开始前抽取血液，用于分离免疫细胞。②每次 DC 治疗数量达 1 000 万个。给患者连续注射 6 次，每周 1 次，其中，前 3 周为静脉注射，后 3 周为皮下注射。③每次 DC 回输 3 天后给患者静脉注射 10 亿个 CIK 细胞。

（2）治疗后患者情况。①联合组中 75% 患者的体力、74% 患者的食欲、72% 患者的睡眠和 70% 患者的体重均有所改善，但 62% 患者出现迟发型超敏反应。此外，副作用主要为发热（30% 的患者出现）、失眠（19% 的患者出现）。②2 年内随访，联合组患者肿瘤相关的死亡率为 8%，显著低于化疗组的 16%。

（3）结论。①该联合疗法是相对安全的，没有严重的副作用；②与化疗相比，DC-CIK 细胞疗法可显著延长晚期患者的 OS，诱导针对结直肠癌的免疫反应，改善生活质量。

### 3. CAR-T 细胞疗法

癌胚抗原（carcinoembryonic antigen，CEA）是胃肠道肿瘤的敏感肿瘤标志物，在结直肠癌组织和血清中广泛表达。CEA 除了在胃肠道中低水平表达外，不能在大多数组织中被检测到，这使该表位成为理想的免疫治疗靶点[80]。

2011 年，美国国家癌症研究所用 CEA-CAR-T 细胞疗法治疗 3 名标准治疗失败的转移期结直肠癌患者[81]。

（1）研究方法。患者治疗使用的是逆转录病毒感染制备的第 1 代 CAR-T 细胞，在经过化疗和 IL-2 诱导后，单次输注 2 亿～4 亿个细胞。

（2）治疗后患者情况。①患者治疗后第 5 至第 6 天，血清中 IFN-γ 水平显著增加。②治疗过程中，3 名患者均出现严重的腹泻，腹泻通常持续 2 周，在第 3 周的第 4 至第 5 天逐渐恢复正常。3 名患者在治疗后第 7 至第 9 天发热，虽然其血流动力学稳定，但需要补液治疗。③3 名患者血清中的 CEA 水平降低 74%～99%，但这些下降是短暂的。3～4 个月后随访，患者血清 CEA 水平又开始上升。④在治疗后 1 个月、2 个月、3 个月的患者，其外周血中 CEA-CAR-T 细胞的比例分别为 23%、6% 和 1%。⑤治疗 2 个月后，1 名患者的肺部转移性病灶减少了 17%，但在 5 个月时又再次加重。⑥1 名患者对治疗没有明显反应。⑦1 名患者的肝、肺和主动脉旁淋巴结转移癌在治疗 3 个月后减少了 34%，4 个月后减少了 49%，这符合肿瘤部分萎缩的标准，但在 6 个月后再次加重。⑧结肠镜检查结果显示，3 名患者均出现结肠炎症状，肠腺上皮几乎完全剥脱，结肠黏膜出现溃疡、剥落和渗出，对症治疗 2～3 周后才逐渐恢复。

（3）结论。①单次 CEA-CAR-T 细胞疗法可清除患者的小体积转移病灶，降低患者血清中 CEA 的表达水平，有效期约为 3 个月；②该种治疗可引起结肠炎等症状，但可恢复。

2015 年，美国波士顿大学使用第 2 代 CEA-CAR-T 细胞治疗 5 名出现肝转移灶的晚期结直肠癌患者[82]。5 名患者的肝转移灶普遍较大，平均直径为 8.4 cm，经免疫组化检测均为 CEA 表达强阳性。

（1）研究方法。从每名患者外周血采集约 10 亿个自体 T 细胞，用病毒感染并培养自体 T 细胞 10～14 天后进行治疗。治疗前不进行化疗调理。为了防止静脉注射 CAR-T 细胞带来的全身副作用，研究者参考了众多肝内血管介入注射免疫细胞的成功报道，将制备好的 CAR-T 细胞单次通过肝动脉注入肝转移灶[83]。患者被分为 2 组：第 1 组有 3 名患者，CAR-T 细胞注入数量分别为 1 亿个、10 亿个和 100 亿个；第 2 组有 2 名患者，CAR-T 细胞注入数量均为 100 亿个，配合皮下注射 IL-2。

（2）治疗后患者情况。①4 名患者出现细胞因子释放综合征，在停用 IL-2 或对症治疗后均得到缓解；②仅 1 名患者在外周血中可短暂地被检测到 CAR-T 细胞；③患者的肝脏酶类轻度升高；④第 2 组患者血清的 CEA 水平降低的幅度更大；⑤两组患者血清的 IFN-γ 水平在细胞输注后都迅速升高，第 2 组升高的幅度更大；⑥治疗后对所有患者的肝转移灶进行病理活检，其结果显示，肿瘤细胞发生坏死和纤维化，而且在体积较小的肿瘤中，坏死和纤维化得更加明显；⑦5 名患者的中位 PFS 为 15 周，其中的 1 名患者在治疗结束后的生存时间超过 23 个月。

（3）结论。①患者对该疗法的耐受性良好；②通过在肝动脉内注射的 CAR-T 细胞，其绝大多数会进入肝脏组织而发挥作用，不会泄漏到外周血中；③该疗法对肝脏功能无明显影响；④血清 CEA 水平的变化提示 CAR-T 细胞在 IL-2 作用下治疗效果可能更强；⑤该疗法可能具有良好的远期疗效。

2017 年，中国人民解放军陆军军医大学用 CAR-T 细胞治疗了 10 名发生转移的难治性结直肠癌患者[84]。患者的平均年龄为 58 岁，其中，8 名患者接受过肠切除术（病理类型均为腺癌），9 名患者的血清 CEA 水平显著高于参考范围。所有患者肿瘤组织的 CEA 表达呈强阳性，KPS 评分均高于 80 分，输注 CAR-T 细胞前进行环磷酰胺＋氟达拉滨介导的非清髓性调理。

（1）研究方法。采用第 2 代 CEA-CAR-T 细胞进行治疗，培养 2 周后对细胞进行淋巴细胞分型检测，此时 T 细胞、NK 细胞、NKT 细胞和 CAR-T 细胞的比例分别为 95%、3%、15% 和 34%。患者接受单次细胞输注，数量为 2 500 万～40 亿个细胞；4 名患者由于未能在血液中检测到输注细胞的峰值而接受重复输注，治疗间隔均达 6 周以上。

（2）治疗 4 周后患者情况。①未发现患者出现肠道损伤症状，只有少数患者在第 3 至第 4 天出现 39～40 ℃ 的发热，解热镇痛药物可以缓解；②患者血清的 IFN-γ 水平逐渐升高，IL-6 水平无明显变化；③患者血清的 CEA 整体水平逐渐降低至参考范围；④7 名患者的病情稳定（其中，2 名患者的病情稳定时间超过 30 周），2 名患者的肿瘤完全萎缩，1 名患者的肿瘤部分萎缩。

（3）结论。①患者出现的症状属于轻微的细胞因子释放综合征，这表明 CEA 表达阳性的结直肠癌患者对 CEA-CAR-T 细胞疗法有良好的耐受性；②第 2 代 CEA-CAR-T 细胞疗法在短期内对难治性转移性结直肠癌患者疗效较好。

## 四、肝癌

肝癌通常指原发性肝癌,根据肿瘤细胞来源的不同,在病理上主要分为肝细胞型(占原发性肝癌的90%)和胆管细胞型(又被称为胆管癌)。无论是何种病理类型的肝癌,恶性程度都非常高。手术是治疗早期肝癌的有效方法,但约75%的患者在手术治疗后5年内会出现复发或转移,这是引起患者死亡的主要原因[85]。动脉栓塞化疗、射频消融、冷冻消融等方法可以减少肝细胞癌的体积,降低肿瘤复发率,但存在一些局限性,主要是由于肿瘤体积不规则或体积过大导致的肿瘤消融不彻底。肝癌中 TIL 含量丰富,免疫细胞容易识别肝癌特异性抗原[86],肝癌特异性免疫细胞在实验室被扩增后,其抗肝癌活性较强[87],这些特性使肝癌非常适合于免疫细胞疗法。

### 1. 自体 CIK 细胞疗法

中国中山大学肿瘤防治中心连续报道了 3 项自体 CIK 细胞疗法的相关研究。第 1 项研究关注 CIK 细胞疗法对肝癌治疗的安全性和有效性;第 2 项研究关注 CIK 细胞疗法对肝癌肿瘤标志物 AFP 和抗肿瘤淋巴细胞的影响;第 3 项研究采用大样本,重点关注 PFS 和 OS。

2008 年,中山大学肿瘤防治中心第 1 项研究[88]使用 CIK 细胞疗法治疗接受手术后的肝细胞癌患者,关注治疗的安全性和有效性。CIK 细胞组包括 45 名患者,每名患者接受 2 个疗程的 CIK 细胞疗法;治疗前,患者外周血中 T 细胞、NK 细胞和 NKT 细胞的比例分别为 69%、16% 和 5%。另 40 名仅接受过手术治疗的患者作为对照组。

(1)研究方法。抽取患者 50 mL 外周血,采用经典方法培养细胞 2 周后,细胞数量约为 30 亿个。细胞被分为 4 次经肝总动脉回输至患者体内,此为 1 个疗程。第 1 个疗程结束后即开始第 2 个疗程的抽血、细胞培养及回输。

(2)治疗后患者情况。①CIK 细胞组的 11 名患者在细胞输注后出现发热和寒战,体温为 37.5~39.0 ℃,经对症处理后上述症状在 6~8 h 完全缓解;②在治疗结束后的短期内,CIK 细胞组的 39 名患者反映食欲增加,34 名患者的体重增加;③治疗 2 周后,CIK 细胞组患者外周血中 T 细胞、NK 细胞和 NKT 细胞的比例分别升高至 71%、18% 和 6%;④治疗 6 个月后随访,CIK 细胞组患者和对照组患者的肿瘤复发率分别为 7% 和 10%;⑤治疗 12 个月后随访,CIK 细胞组患者和对照组患者的肿瘤复发率分别为 9% 和 30%;⑥治疗 18 个月后随访,CIK 细胞组患者和对照组患者的肿瘤复发率分别为 16% 和 40%。

(3)结论。①CIK 细胞疗法的安全性较好;②治疗后,CIK 细胞组患者外周血中淋巴细胞的比例普遍升高,提示整体抗肿瘤的能力增强;③CIK 细胞组患者的肿瘤复发率显著低于对照组的,表明 CIK 细胞疗法在短期内预防肝癌复发的效果较好。

因为在血液循环中也可能存在微转移性病变或原发部位残留癌细胞,所以射频消融手术(或根治)后的患者还需要免疫细胞在血液中或原发部位继续清理残留癌细胞。

2010 年,中山大学第 2 项研究[89]使用 CIK 细胞治疗射频消融后的肝细胞癌患者,关注治疗对患者肿瘤标志物 AFP 和抗肿瘤淋巴细胞的影响。治疗前,几乎全部患者的血清 AFP 水平都显著高于参考范围。

（1）研究方法。CIK 细胞组纳入 40 名患者，每人每次输注至少 100 亿个 CIK 细胞，共治疗 4 次，每次间隔 1 周。其中的 12 名患者通过肝总动脉注射，28 名患者通过静脉输注。另 41 名患者作为对照组。两组患者中外周血乙肝病毒 DNA 含量较高（每毫升的拷贝数超过 1 000 个）者，CIK 细胞组的 15 名患者和对照组的 11 名患者，均同时接受抗病毒治疗。

（2）治疗后 1～3 个月的患者情况。①CIK 细胞组患者血清 AFP 水平持续降低，而对照组患者始终没有明显变化；②CIK 细胞组患者外周血 T 淋巴细胞亚群中的辅助性 T 细胞比例显著增加，CTL 的比例轻度降低。

1 年后的随访结果为：①CIK 细胞组中有 3 名患者的肿瘤复发（PFS 为 11 个月），其中 2 名患者的 AFP 水平略高于参考范围；②对照组有 9 名患者的肿瘤复发（PFS 为 9 个月），其中 6 名患者的 AFP 水平显著高于正常参考值；③CIK 细胞组中乙肝病毒含量较高的患者人数降为 4 人，对照组中仍有 10 名患者的病毒含量较高。

（3）结论。①CIK 细胞疗法可使患者血清 AFP 水平持续下降，这表明患者肿瘤控制良好；②CIK 细胞组患者外周血淋巴细胞亚群的变化，反映患者免疫功能的改善与否；③患者外周血乙肝病毒 DNA 含量的降低，说明 CIK 细胞不仅有杀伤肿瘤的效力，同时也有清除乙肝病毒的能力。

2015 年，中山大学的第 3 项研究[90]采用 CIK 细胞治疗手术后的肝细胞癌患者，重点关注 PFS 和 OS 的延长情况。共纳入 1 031 名患者，平均年龄为 48 岁，男性患者占 87%，病理分级为 Ⅰ 级、Ⅱ 级和 Ⅲ 级的患者分别有 189 人、605 人和 237 人，肿瘤分期为 Ⅰ 期、Ⅱ 期和 Ⅲ 期的分别有 562 人、114 人和 355 人。

（1）研究方法。CIK 细胞组纳入 511 名患者，每次接受 CIK 细胞数量为 100 亿～150 亿个，经静脉回输治疗。每名患者至少接受 4 次治疗，每次间隔 2 周。另 520 名肝癌术后患者作为对照组。

（2）治疗后患者情况。①CIK 细胞组患者和对照组患者的中位 PFS 分别为 16 个月和 12 个月；②CIK 细胞组患者和对照组患者的中位 OS 分别为 41 个月和 28 个月。

（3）结论。①CIK 细胞疗法可明显延长患者的 PFS 和 OS；②若根治性手术后的肝细胞癌患者接受 CIK 细胞疗法来增强免疫功能，则可以延缓肿瘤的进展速度，进而延长患者的生存时间。

美国南卡罗来纳医科大学学者发现，较大的肿瘤负荷会使免疫抑制细胞的数量增加，减弱免疫疗法的作用，因此，可能阻碍生存获益[91]。2015 年，韩国首尔国立大学选择肿瘤体积较小的肝细胞癌患者来研究自体 CIK 细胞疗法的安全性和有效性[92]。被纳入的患者均患有乙型肝炎，经药物治疗后，其转氨酶水平处于正常范围内，其中 67% 的患者合并有肝硬化。所有患者都接受过根治性治疗（包括手术、射频消融、经皮酒精注射栓塞等治疗）。

（1）研究方法。抽取 CIK 细胞组的 115 名患者每人 120 mL 外周血，按照经典方法培养 2～3 周。细胞数量达 60 亿个细胞后，被分为 4 次通过静脉回输至患者体内，此为 1 个疗程。每名患者接受 4 个疗程的 CIK 细胞疗法，治疗时间分别间隔 2 周、4 周和

8 周。另 115 名患者为对照组。

（2）治疗后患者情况。①CIK 细胞组在患者细胞治疗结束后，其血清转氨酶水平无显著变化，两组患者的血清转氨酶水平总体无显著差异；②CIK 细胞组患者的 PFS 为 44 个月，对照组的为 30 个月；③在随访 4 年期间，CIK 细胞组中有 3 名患者死亡，对照组中有 12 名患者死亡（主要死因为肿瘤进展）。

（3）结论。①多次 CIK 细胞疗法不会引起患者的肝细胞损伤；②对于肿瘤负荷较低、根治术后的肝细胞癌患者，多次 CIK 细胞疗法在提高患者 PFS 和 OS 方面的疗效均非常显著。

**2. 自体 DC-CIK 细胞联合肿瘤冷冻消融**

晚期肝癌患者最大的痛苦常来自癌性疼痛，有时甚至是患者入院后最亟待解决的问题。根据视觉模拟量表（图 2-3），疼痛被分为 0～10 分，其中 0 分为无痛，1～3 分为能忍受的轻微性疼痛，4～6 分为影响睡眠的中度疼痛，7～10 分为影响食欲和睡眠的重度疼痛；通常疼痛评分 5 分以上会严重影响患者生活质量，需要使用吗啡等强镇痛药。

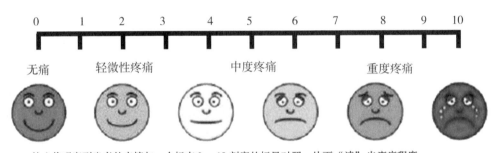

护士将观察到患者的表情与一个标有 0～10 刻度的标尺对照，从而"读"出疼痛程度。

**图 2-3　癌性疼痛的视觉模拟评分法**

2013 年，笔者团队采用自体 DC-CIK 细胞联合冷冻消融手术治疗转移性肝细胞癌患者[93]。

（1）研究方法。①联合组纳入 21 名患者，其中的 7 名患者有中至重度腹痛。患者在冷冻消融治疗前被抽取 100 mL 外周血，通过经典方法培养约 2 周，冷冻治疗后分为 4 天给患者回输 60 亿～100 亿个 DC-CIK 细胞，此为 1 个完整疗程。定期复查后发现，患者肿瘤出现新的转移或复发，有 10 名患者接受多疗程的联合治疗。②冷冻组 12 名患者只接受冷冻消融手术，其中的 7 名患者有中至重度腹痛。定期复查后，患者的肿瘤出现新的转移或复发，6 名患者接受多次的冷冻治疗。③DC-CIK 细胞组纳入 5 名患者，他们只接受单疗程的 DC-CIK 细胞疗法，其中的 2 名患者有中至重度腹痛。④阴性对照组纳入的 7 名患者拒绝进行任何治疗，其中的 1 名患者有中至重度腹痛。

（2）治疗后患者情况。①联合组患者和冷冻消融组患者进行首次全身多处的冷冻手术后，出现许多冷冻消融的轻微副作用，对症治疗后均可恢复，包括轻微肝痛 6 人（肝痛均在注射止血剂后 5 天内消失）、短暂性血小板减少症 7 人（输注血小板后恢复）、肝脓肿 2 人（经抗生素和引流治疗后痊愈）、轻度发热 4 人；②冷冻手术 2 周后，联合组和冷冻组中伴有中至重度疼痛患者（联合组有 7 名，冷冻组有 6 名）的疼痛评分降至 0～3 分；两组患者整体镇痛药的使用量减少 50％，KPS 评分增加 20 分以上；③DC-CIK 细胞组患者中，中至重度腹痛未见缓解，须持续使用镇痛药物；④经过 8 年的随访，联合组、冷冻组、DC-CIK 细胞组和对照组患者的 OS 分别为 32 个月、18 个月、3 个月和 2 个月；⑤联合组中多疗程与单疗程治疗患者的 OS 分别为 37 个月和 21 个月，冷冻组中多次与单次治疗患者的 OS 分别为 22 个月和 14 个月。

（3）结论。①DC-CIK 细胞联合冷冻消融手术疗法缓解患者中至重度疼痛有效率（100％）明显高于冷冻组（86％）和阴性对照组（0％）的，这说明 DC-CIK 细胞疗法可以进一步提升冷冻消融手术的止痛效果，可能与免疫细胞能清理残存肿瘤细胞从而减少神经刺激相关；②单独 DC-CIK 细胞疗法的止痛效果很差；③冷冻疗法与 DC-CIK 细胞疗法在控制肝细胞癌生长方面具有显著的协同作用；④多疗程的冷冻或联合治疗都可以显著延长患者生存时间。

### 3. TIL 疗法

2015 年，中国中山大学肿瘤防治中心采用 TIL 疗法治疗 15 名肝癌术后的男性患者[94]。患者的平均年龄为 47 岁，一般状况良好，均同时患有乙肝，血液中乙肝病毒的 DNA 含量和 AFP 均显著高于正常水平。

（1）研究方法。使用每名患者手术切除的肿瘤团块分离淋巴细胞，经过平均 28 天的实验室培养，获得 3 亿～30 亿个淋巴细胞。经检测，培养后细胞中 T 细胞纯度为 96％，主要为 CTL（43％）和辅助性 T 细胞（51％）。CTL 中 39％的细胞可分泌 IFN-γ，33％的细胞可分泌 TNF-α，具备刺激抗肿瘤的 Th1 型免疫应答的功能。根据从患者肿瘤中分离的淋巴细胞数量决定治疗次数，其中的 12 名患者经静脉输注了 1 次细胞，3 名患者经静脉输注了 2 次细胞（间隔 2 天）。

（2）治疗后患者情况。①患者输注 TIL 后只产生了 I 级或 II 级毒性症状，包括流感样症状、全身乏力、白细胞减少，其在短期内对症治疗后均恢复正常；②治疗后短期内，患者血液中乙肝病毒负荷和 AFP 水平均显著降低；③治疗 14 个月后随访，患者均存活，3 名患者的肿瘤复发。

（3）结论。①TIL 疗法的毒性较轻，患者的耐受性较好；②TIL 在杀伤肝癌细胞的同时，也具有清除乙肝病毒和降低 AFP 水平的作用；③TIL 治疗在短期内可降低患者的肿瘤复发率，治疗 14 个月后的复发率仅为 20％。

### 4. 异体 NK 细胞疗法

对于进展期的肿瘤较大的肝癌患者，手术切除有时会加速患者死亡或造成难以愈合的伤口，因此，射频消融、微波消融、冷冻消融等微创技术常被作为姑息性消融手术。

2017 年，笔者团队使用异体 NK 细胞治疗 16 名冷冻消融手术后的进展期肝癌患者[95]。患者的平均年龄为 54 岁，包括 11 名肝细胞癌患者和 5 名胆管细胞癌患者，其中的 7 名患者的乙肝病毒检测结果呈阳性，此外，肿瘤分期为 II 级、III 级和 IV 级的患者分别为 1 人、2 人和 13 人。在患者的外周血中，总 T 细胞、NK 细胞的绝对数量均显著低于正常范围，常见的细胞因子水平基本正常，平均 CTC 水平为 13 个/7.5 毫升。

（1）研究方法。捐献者的挑选无性别和血型的限制，但有 3 个基本要求：①年轻，年龄为 18～40 岁；②健康，剔除身材瘦小者和有自身免疫病或器官移植患者，特别是肿瘤患者；③供者 NK 细胞的杀伤性受体与受者（患者）的 Ⅰ 类 HLA 分子配型要错配或半错配[96]。

患者 NK 细胞上的杀伤性受体常受到肿瘤表面 Ⅰ 类 HLA 分子的抑制，而将肿瘤细胞识别为非癌变细胞。上述条件③的目的是确保来自供体的过继转移细胞能识别这些"伪装的细胞"并消灭它们。抽取捐献者 100 mL 外周血，使用商品化试剂盒培养。约经过 2 周，获得 80 亿～100 亿个细胞，分 3 天回输给患者，此为 1 个疗程。培养前，NK 细胞的数量占淋巴细胞的 7%；培养结束后，NK 细胞数量的比例为 95%。根据患者的免疫功能检测结果和肿瘤控制情况确定疗程，患者个体化地接受 1～6 个疗程的 NK 细胞疗法，上一疗程结束后即开始下一疗程的抽血和细胞培养。

（2）治疗后患者的情况。①患者接受 NK 细胞治疗后，除轻度发热外，没有出现明显的肝脏或肾脏副作用；②治疗后短期内，患者的外周血中，总 T 细胞、NK 细胞的绝对数量显著升高；③治疗 1 个月后，患者血清中 IL-2 和 TNF-β 水平显著升高，其他的常见细胞因子水平未出现明显变化；患者的外周血中，平均 CTC 水平降为 7 个/7.5 毫升；④治疗 3 个月后随访，3 名患者的肿瘤部分萎缩，8 名患者的病情稳定，5 名患者的病情恶化，肿瘤控制率为 69%；⑤16 名患者的平均 PFS 为 7.5 个月，其中，接受 NK 细胞治疗超过 4 个疗程的 9 名患者的 PFS（为 9 个月）显著优于治疗不足 4 个疗程的患者（7 名患者，PFS 为 4 个月）。

（3）结论。①患者外周血中多种淋巴细胞绝对数量、IL-2 等 Th1 型细胞因子表达水平明显升高，这提示患者整体免疫抑制状态的解除；②治疗后患者外周血中 CTC 水平显著降低，提示肿瘤转移的风险降低；③多次异体 NK 细胞疗法在肿瘤控制和延长患者 PFS 方面优于单次异体 NK 细胞疗法的。

### 5. 异体 NK 细胞联合肿瘤冷冻消融

2013 年，笔者团队采用异体 NK 细胞联合肿瘤冷冻消融治疗进展期肝细胞癌患者[97]。治疗前患者的 KPS 评分约为 70 分。

（1）研究方法。捐献者的挑选无性别和血型的限制，但有 3 个基本要求：①年轻，18～40 岁；②健康，剔除身材瘦小者、自身免疫病或器官移植患者及肿瘤患者；③供者 NK 细胞的杀伤性受体与受者（患者）的 Ⅰ 类 HLA 分子配型要错配或半错配。抽取捐献者 100 mL 外周血，使用商品化试剂盒培养 NK 细胞。联合组纳入 35 名患者，在冷冻消融术后分为 3 天经静脉输注 80 亿～100 亿个异体 NK 细胞，此为 1 个疗程。每名患者至少接受 2 个疗程 NK 细胞疗法。另 26 名患者仅接受冷冻消融手术。

（2）治疗后患者情况。①不良事件主要由冷冻治疗引起，包括疼痛、胸腔积液、腹水、发冷、疲劳、发热等反应，NK 细胞疗法仅增加了患者发热的概率。②治疗 1 个月后，联合组患者和冷冻组患者的 KPS 评分分别为 83 分和 79 分，治疗后 3 个月的分别为 90 分和 81 分。③两组患者的肿瘤体积负荷在冷冻消融后均明显减小（组间无差异）。但治疗 3 个月后，联合组患者的整体肿瘤直径小于冷冻组的；联合组中 9 名患者的肿瘤完全萎缩，冷冻组中 5 名患者的肿瘤完全萎缩。④联合组患者的平均 PFS 为 9 个月，其中，进行多次异体 NK 细胞治疗的患者的平均 PFS 为 10 个月，接受单次异体 NK 细胞治疗的患者的 PFS 为 8 个月。冷冻组患者的平均 PFS 为 8 个月。

（3）结论。①冷冻消融手术与异体 NK 细胞疗法联合应用对改善患者 KPS 的程度明显高于单纯冷冻治疗组的，这提示联合疗法在改善患者身体状况方面更有优势。②冷冻消融手术与异体 NK 细胞疗法具有显著的协同作用，可以更好地控制和缩小肿瘤体积。③冷冻消融与异体 NK 细胞疗法联合治疗对延长患者的 PFS 优于单纯冷冻治疗组的。在异体 NK 细胞疗法延长患者的 PFS 方面，多次的优于单次的。

**6. 异体 NK 细胞联合肿瘤纳米刀消融**

纳米刀是不可逆性电穿孔疗法的商品名，该技术属于肿瘤消融手段的一种，通过释放高压脉冲在肿瘤细胞上形成纳米级永久性穿孔，破坏细胞内外液体的平衡，使细胞快速凋亡。纳米刀治疗后，凋亡的血管内皮细胞可以再生并重新形成血管，为浸润肿瘤免疫细胞提供结构基础[98]。纳米刀消融肿瘤后造成肿瘤抗原释放入血，能有效地激活免疫功能并诱导抗肿瘤免疫反应。纳米刀的此种能力比冷冻消融的弱，比热消融的强[99]。

2018 年，笔者团队采用纳米刀消融联合异体 NK 细胞联合治疗晚期肝细胞癌患者，重点评价短期内其对肿瘤指标的改善和肿瘤控制的情况[100]。该研究共纳入 40 名患者，平均年龄为 55 岁，其中，25 名患者患有乙肝，3 名患者患有丙肝。治疗前，患者的外周血淋巴细胞亚类的数量和常见细胞因子表达水平均在正常范围内，平均 CTC 数量约为 50 个/7.5 毫升，AFP 水平均显著高于参考范围。

（1）研究方法。捐献者的挑选无性别和血型的限制，但有 3 个基本要求：①年轻，18～40 岁；②健康，剔除身材瘦小者、自身免疫病或器官移植患者及肿瘤患者；③供者 NK 细胞的杀伤性受体与受者（患者）的 Ⅰ 类 HLA 分子配型要错配或半错配。抽取捐献者 100 mL 外周血，使用商品化试剂盒培养 NK 细胞。联合组纳入 20 名患者，在纳米刀消融治疗后分 3 天经静脉输注 80 亿～100 亿个异体 NK 细胞，此为 1 个疗程。每名患者至少接受 2 个疗程的 NK 细胞疗法。另 20 名患者仅接受纳米刀消融手术治疗。

（2）治疗后患者情况。①未检测到与细胞治疗相关的严重不良反应；②治疗后短期内，两组患者外周血总 T 细胞和 NK 细胞绝对数量均增加，联合组的增加更明显；③治疗后短期内，两组患者的 Th1 型细胞因子水平升高，联合组的增加更明显；④治疗 7 天后，联合组和纳米刀组患者外周血 CTC 数量分别降为 30 个/7.5 毫升和 35 个/7.5 毫升；⑤在治疗后 30 天，联合组和纳米刀组患者外周血 CTC 数量分别降为 16 个/7.5 毫升和 20 个/7.5 毫升；⑥治疗后 1～3 个月，联合组患者的外周血 AFP 水平始终显著低于纳米刀组的；⑦治疗 3 个月后，联合组和纳米刀组患者的肿瘤控制率分别为 90% 和 75%；⑧联合组和纳米刀组患者的平均 OS 分别为 10 个月和 9 个月。

（3）结论。①肿瘤纳米刀消融疗法和异体 NK 细胞疗法在提升患者全身免疫功能，提高肿瘤控制率，以及延长患者复发时间等方面具有一定的协同作用；②两组间的多项检测、评估指标的差别较小，可能受限于纳米刀消融对特异性免疫刺激作用较弱的原因。

2019 年，笔者团队采用纳米刀联合异体 NK 细胞疗法治疗进展期肝癌患者，重点评价患者的 OS 等远期疗效[101]。治疗前，患者的外周血淋巴细胞亚类的数量和常见细胞因子表达水平均低于正常范围，平均 CTC 数量约为 10 个/7.5 毫升，AFP 水平均显著高于参考范围。

（1）研究方法。捐献者的挑选无性别和血型的限制，但有 3 个基本要求：①年轻，18～40 岁；②健康，剔除身材瘦小者、自身免疫病或器官移植患者和肿瘤患者；③供者 NK 细胞的杀伤性受体与受者（患者）的 I 类 HLA 分子配型要错配或半错配。抽取捐献者 100 mL 外周血，使用商品化试剂盒培养 NK 细胞。联合组纳入 18 名患者，在纳米刀消融治疗后分为 3 天经静脉输注 80 亿～100 亿个异体 NK 细胞，此为 1 个疗程，每名患者至少接受 4 个疗程 NK 细胞疗法。另 22 名患者仅接受纳米刀消融手术治疗。

（2）治疗后患者情况。①治疗后短期内，两组患者外周血中 AFP 水平和 CTC 数量都逐渐降低，联合组患者降低得更为迅速；②治疗后短期内，两组患者的外周血 Th1 型细胞因子和总 T 细胞数量均增加，联合组患者增加得更明显；③治疗后短期内，两组患者的 KPS 评分均逐渐升高，联合组患者升高得更显著；④联合组和纳米刀组患者的平均 PFS 分别为 15 个月和 11 个月，平均 OS 分别为 23 个月和 18 个月。

（3）结论。①肿瘤纳米刀消融疗法和异体 NK 细胞疗法在提升患者全身免疫功能、改善患者生活质量、预防肿瘤复发等方面具有一定的协同作用；②肿瘤纳米刀消融和异体 NK 细胞联合疗法在延长患者 PFS 和 OS 方面的优势，证明了其远期疗效明显优于纳米刀消融的单一疗法。

### 7. CAR-T 细胞疗法

2011 年，美国靶基因公司（TGen）在小鼠转移性胆管细胞癌模型中使用吉西他滨＋纳布紫杉醇进行非清髓性调理，使小鼠外周血淋巴细胞衰竭并抑制肿瘤血管形成，这种预处理使注入的 CAR-T 细胞能更有效地转移至小鼠肿瘤组织内[102]。2015 年，美国宾夕法尼亚大学发现，识别人类表皮生长因子受体 2（human epidermal growth factor receptor，HER2）的 CAR-T 细胞对小鼠肝癌模型表现强大的抗肿瘤活性[103]，为 HER2 成为 CAR-T 细胞疗法的靶点奠定理论基础。

2018 年，中国人民解放军总医院采用 HER2-CAR-T 细胞治疗 8 名转移期胆管细胞癌患者[104]。患者包括 7 名男性患者和 1 名女性患者，平均年龄为 61 岁。患者的肿瘤组织 HER2 免疫组化检测阳性率大于 50%，病情均处于快速进展期，且药物治疗均已失败。

（1）研究方法。抽取每名患者 80～100 mL 外周血，分离出单个核细胞，然后用携带第 3 代 HER2-CAR 的病毒感染细胞。经过 10 天的实验室培养，HER2-CAR-T 细胞数量至少扩增 20 倍。培养结束时所得的细胞中，97% 细胞为 T 细胞，其中，52% 细胞为 CTL，26% 细胞具有中枢记忆性 T 细胞表型，10% 细胞为 HER2-CAR$^+$ 细胞。所有患者先接受以纳布紫杉醇和环磷酰胺为主的化疗调理，1 周后按 200 万个/千克单次经静脉输注 HER2-CAR-T 细胞。其中的 1 名患者接受了 2 次细胞治疗。

（2）治疗后患者情况。①患者在化疗调理后出现轻至中度疲劳、恶心或呕吐、肌痛或关节痛和淋巴细胞减少等情况；② CAR-T 细胞疗法导致患者中出现 3 级细胞因子释放综合征的有 1 例、转氨酶异常升高的有 1 例、可逆性严重上消化道出血的有 1 例，1～2 级延迟发热 2 例。所有临床症状在对症治疗后均可逆转，且无治疗相关性死亡；③ 1 周后检查患者的外周血，HER2-CAR-T 细胞的数量升高至患者输注后数量的 2.5 倍以上；④4 名患者的肿瘤进展在短期内得到控制，PFS 分别为 1.5 个月、2.0 个月、5.3 个月和 8.3 个月，另外 4 名患者的病情持续进展。

（3）结论。①化疗调理时，纳布紫杉醇联合环磷酰胺不会给患者带来严重的毒性；②本研究中，上消化道出血是 HER2-CAR-T 细胞疗法的严重副作用；③患者单次输注 HER2-CAR-T 细胞后，细胞数量在体内逐渐增加，细胞在机体内可继续扩增；④虽然治疗只对 50% 的患者产生疗效，且患者 PFS 的延长并未达到令人满意的效果，但考虑到 Ⅳ 期胆管细胞癌的快速进展性和高度侵袭性，此研究结果仍表明 CAR-T 细胞疗法具有一定的临床益处。

同年，中国人民解放军总医院使用 EGFR-CAR-T 细胞治疗 19 名晚期难治性肝胆肿瘤患者[105]。患者包括 10 名男性患者和 9 名女性患者，中位年龄为 57 岁。胆管细胞型肝癌患者有 14 人，胆囊癌患者有 5 人，药物治疗均已失败。患者肿瘤组织的 EGFR 免疫组化检测阳性率大于 50%，治疗前患者血清中常见的细胞因子水平基本正常。

（1）研究方法。抽取每名患者 80～100 mL 外周血，分离出单个核细胞后，用携带第 3 代 EGFR-CAR 的病毒感染细胞。经过 10 天的实验室培养，回输前所得细胞中 97% 的细胞为 T 细胞，其中 69% 的细胞为 CTL，29% 的细胞具有中枢记忆性 T 细胞表型，9% 的细胞为 EGFR-CAR⁺ 细胞。所有患者先接受 2～3 个疗程的化疗调理，然后按 270 万细胞/千克单次经静脉注射 EGFR-CAR-T 细胞。

（2）治疗后患者情况。①输注 CAR-T 细胞后，患者出现 1～2 级口腔黏膜炎、口腔溃疡、胃肠道出血、皮肤脱屑和瘙痒等，1 名患者出现急性呼吸窘迫综合征（两侧急性肺水肿，IL-6 水平和 C 反应蛋白水平迅速升高，使用 IL-6 受体的中和性抗体治疗 25 天后，患者恢复健康）；②所有患者的血清细胞因子（包括 IL-2、IL-8 和 TNF-α）水平迅速升高，且在较高水平持续 1 周时间；③输注 CAR-T 细胞后，患者外周中血 EGFR-CAR-T 细胞的数量迅速增加，1 个月后降至刚注射时的水平，随后可在低水平上维持 21 个月；④后续随访中，1 名患者的肿瘤完全萎缩且持续 22 个月，10 名患者的病情稳定且持续 2.5～15.0 个月，6 名患者的病情恶化，2 名患者失访；⑤全部患者的中位 PFS 为 4 个月。

（3）结论。①只有 1 名患者出现严重的副作用，这提示 CAR-T 细胞疗法的耐受性良好；②患者血清细胞因子维持高水平 1 周，这提示 EGFR-CAR-T 细胞在 1 周内杀伤肿瘤的作用较强，1 周后开始减弱，并能持续较长时间；③输注的 CAR-T 细胞可在体内扩增，并存在较长时间；④CAR-T 细胞疗法可以在短期内控制肿瘤生长。

### 8. TCR-T 细胞疗法

肝癌的发病常与乙型肝炎病毒（hepatitis B virus，HBV）感染相关。2019 年，杜克–新加坡国立大学利用 HBV-DNA 片段制备特异性 TCR-T 细胞，治疗 2 名 HBV 相关性肝癌患者[106]。2 名患者均为男性，年龄分别为 45 岁（为 1 号患者）和 56 岁（为 2 号患者），均在肝移植后出现肝癌复发。治疗前其肝功能基本正常。

（1）研究方法。HBV-TCR-T 细胞制备的简要流程为：①从自限型 HBV 感染患者的 TCR 库中，筛选出 HBV-TCR 的 mRNA；②抽取患者 100 mL 外周血，分离单个核细胞后体外扩增 T 细胞约 8 天；③通过电穿孔法，将携带 mRNA 和筛选标志的病毒载体导入患者 T 细胞中，长期培养并扩增；④每周给患者静脉输注细胞 1 万～1 000 万个／千克。同时，监测患者的肝功能和肿瘤体积的改变。1 号患者持续治疗了 1 年，2 号患者持续治疗了 112 天。

（2）治疗后患者情况。①2 名患者接受治疗后未出现明显的不良反应，肝功能指标在治疗前后未出现明显改变。②1 号患者在 1 年内，其 6 个肺转移灶中有 5 个肺转移灶的体积减小（其中的 1 个肺转移灶完全消失），1 个肺转移灶无明显变化；腹膜后转移灶无变化。③2 号患者的肿瘤体积无明显变化，仍在随访中。

（3）结论。HBV-mRNA 阳性的肝癌细胞可能被 HBV 特异性 TCR-T 细胞识别和杀伤。

## 五、乳腺癌

乳腺癌是女性中常见的癌症类型。尽管手术、化学疗法、放射疗法和内分泌疗法已大大提高了临床治愈率，但乳腺癌的复发率仍然很高[107]。乳腺癌的发生和进展受患者自身免疫功能的影响较大[108]。

### 1. 自体 DC-CIK 细胞疗法

2017 年，笔者团队使用自体肿瘤抗原激活的 DC-CIK 细胞治疗转移期乳腺癌患者[109]。DC-CIK 细胞组纳入 188 名患者，另 180 名患者作为对照组，两组患者都接受过化疗，肿瘤暂时没有进展。输注 DC-CIK 细胞前，患者的外周血淋巴细胞数量和 Th1 型细胞因子表达水平均显著低于化疗前水平及参考范围。

（1）研究方法。每个疗程前抽取患者 100 mL 外周血，DC 和 CIK 细胞先分别用各自的培养基扩增，再合并培养。经过 2 周左右的培养，细胞中 CTL 占 79%～82%，辅助性 T 细胞占 11%～13%，NK 细胞占 3%～5%，DC 占 1%～3%。DC-CIK 细胞组患者先接受小剂量化疗调理，100 亿个细胞被分 4 次通过静脉输注回输，此为 1 个疗程。每位患者接受 3 个疗程的治疗，每个疗程间隔 2 周。

（2）治疗后患者情况。①DC-CIK 细胞输注引起的不良反应主要为发热（34.6%），对症治疗后症状可当天缓解；②DC-CIK 细胞组患者的外周血淋巴细胞亚群数量和 Th1 型细胞因子水平都显著升高，且高于化疗前的水平；③对照组患者外周血淋巴细胞亚群数量和 Th1 型细胞因子水平长期较低，与化疗后的水平类似；④5 年后随访，DC-CIK 细胞组患者和对照组患者的肿瘤控制率分别为 42% 和 30%，患者生存率分别为 44% 和 29%。

（3）结论。①DC-CIK 细胞疗法的不良反应较小，其对症治疗后容易缓解；②DC-CIK 细胞疗法可以作为一种提高乳腺癌控制率的手段；③多次 DC-CIK 细胞疗法能帮助患者持续清理残存癌细胞，进而提高患者的五年生存率。

### 2. 自体 DC-CIK 细胞联合冷冻消融疗法

2013 年，笔者团队用 DC-CIK 细胞联合冷冻消融疗法治疗 62 名转移期乳腺癌患者[110]（图 2 - 4）。具体疗法的选择由医生推荐和患者选择共同决定[110]。

图 2 - 4 中，A 组患者只接受单次冷冻消融手术；C 组患者接受单次冷冻消融手术和 DC-CIK 细胞疗法；D 组患者接受多个疗程（至少 2 次）的冷冻消融手术和 DC-CIK

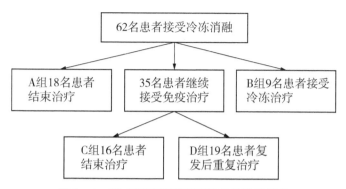

图 2-4　62 名转移期乳腺癌患者的治疗情况

细胞疗法；B 组患者接受多个疗程（至少 2 次）的冷冻消融手术。

（1）研究方法。接受免疫疗法的患者在冷冻消融治疗前被抽取 100 mL 外周血，DC 和 CIK 细胞先分别用各自的培养基扩增，再合并培养，时间约为 2 周。使用肿瘤抗原刺激 DC 成熟，DC-CIK 细胞在患者进行冷冻消融手术后 2～5 天分为 4 次通过静脉回输，剂量为 60 亿～100 亿个细胞。D 组患者的治疗方法为 C 组疗程的重复进行。

（2）治疗后患者情况。C 组和 D 组中共 7 名患者（占 20%）接受回输细胞后出现轻度发热（但体温低于 39 ℃），3 天内可自行恢复。A 组、C 组、D 组和 B 组患者的 OS 分别为 48 个月、56 个月、83 个月和 76 个月。

（3）结论。①接受冷冻消融联合 DC-CIK 细胞疗法的患者其耐受性较好，副作用较少；②DC-CIK 细胞疗法对冷冻消融疗法有明显增强疗效的作用，可延长患者的生存时间；③多次冷冻消融联合 DC-CIK 细胞疗法的远期疗效优于多次冷冻疗法，也优于单次冷冻消融联合 DC-CIK 疗法。

### 3. 自体和异体 NK 细胞疗法

2017 年，笔者团队比较了自体和异体 NK 细胞对复发性乳腺癌患者的疗效差别[111]。笔者团队用自体 NK 细胞治疗 18 名患者作为自体组，另 18 人使用异体 NK 细胞（亲属捐献 NK 细胞）疗法作为异体组。治疗开始前，两组患者的 KPS 评分均约为 70 分，血清 CEA 水平和 CA15-3 水平均显著高于参考范围。外周血淋巴细胞亚类数量正常，但 Th1 型细胞因子水平显著降低，外周血 CTC 数量均为 13 个/7.5 毫升。

（1）研究方法。捐献者的挑选无性别和血型的限制，但有 3 个基本要求：①年轻，18～40 岁；②健康，剔除身材瘦小者、自身免疫病患者、器官移植患者和肿瘤患者；③供者 NK 细胞的杀伤性受体与受者（患者）的 I 类 HLA 分子配型要错配或半错配。抽取患者本人或捐献者 80 mL 外周血，使用商品化试剂盒培养 NK 细胞 12～14 天，数量达 80 亿～100 亿个后分 3 次通过静脉回输给患者，此为 1 个疗程。每组患者均接受 4 个疗程 NK 细胞治疗，上一个疗程结束后即开始下一个疗程的细胞培养。

（2）治疗后患者情况。①两组患者出现的不良反应仅为 1 级畏寒和发热，对症治疗后均在当天缓解，异体组的不良反应更少。②4 个疗程治疗结束后，两组患者外周血总 T 细胞和 NK 细胞绝对数量均增加（异体组增加更明显），患者的血清 Th1 型细胞因子水平均升高（异体组的更加显著）。③两组患者的血清肿瘤标志物在治疗后均逐渐下降，治疗 1 个月后异体组患者血清的 CEA 水平和 CA15-3 水平明显低于自体组。④治疗结束 1 个月后，异体组患者血液的 CTC 数量下降到 7 个/7.5 毫升，而自体组的无显著性变化。⑤两组患者的 KPS 评分在治疗 2 个月后均有明显改善，异体组的 KPS 评分（84 分）高于自体组的（79 分）。⑥治疗 2 个月后，异体组中，3 名患者的肿瘤部分萎缩（图 2-5），12 名患者病情稳定，3 名患者病情恶化；自体组中 1 名患者的肿瘤部分萎缩，10 名患者病情稳定，7 名患者病情恶化。

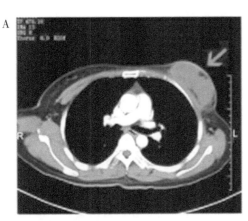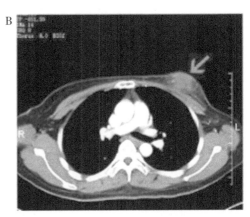

A：右乳房的软组织肿块（8.0 cm×3.8 cm×5.7 cm，箭头所示）的边界不清，腋下的许多淋巴结肿大，较大的为 2.9 cm×1.7 cm×3.8 cm；B：治疗 2 个月后，肿块大小减小至 3.8 cm×3.5 cm×2.8 cm（评价为肿瘤部分萎缩），肿大淋巴结明显缩小。

**图 2-5　一名 46 岁乳腺癌患者的乳房肿瘤在异体 NK 细胞治疗后明显缩小[111]**

（3）结论。①自体 NK 细胞疗法和异体 NK 细胞疗法的不良反应相似，多疗程治疗的患者其耐受性较好；②两种 NK 细胞疗法都有明显的抗肿瘤效果，异体 NK 细胞的疗效更加显著，主要表现在患者细胞免疫功能的提高、外周血 CTC 水平的降低、肿瘤标记物水平的降低、患者一般状况的改善和肿瘤进展得以控制。

**4. CAR-T 细胞疗法**

肝细胞生长因子受体（hepatocyte growth factor receptor）是一种在多种实体瘤细胞表面表达的蛋白酪氨酸激酶，为原癌基因 c-Met 编码的产物，有酪氨酸激酶活性，配体为肝细胞生长因子。抗 c-Met 单克隆抗体药物在临床试验中已应用于多种晚期实体肿瘤患者[112,113]。2008 年，美国国家癌症研究所利用 c-Met-CAR-T 细胞治疗小鼠转移性乳腺癌获得成功[114]。2011 年，美国宾夕法尼亚大学利用抗 c-Met 单抗药物的基因序列构建人类 c-Met-CAR 的载体，这可用于制备第 1 代 CAR-T 细胞[23]。

2017 年，美国宾夕法尼亚大学利用 c-Met-CAR-T 细胞治疗 6 名晚期乳腺癌患者[115]，这些患者具有可触及的皮肤或淋巴结转移。患者肿瘤的 c-Met 表达均为强阳性（大于 50%），且每名患者肿瘤数量均不少于 2 个。

（1）研究方法。对每名患者进行外周血单个核细胞采集。特异性培养和扩增 T 淋巴细胞 1 周后，将含 c-Met-CAR 的 mRNA 以电穿孔的方式转染至患者的 T 淋巴细胞，再持续扩增 1 周。采用单次、单个肿瘤内注射细胞的方式，其中的 3 名患者各注射了

3 000 万个 CAR-T 细胞，另 3 名患者各注射了 3 亿个 CAR-T 细胞。治疗 2 周后，研究者切除患者注射过 CAR-T 细胞的肿瘤，并进行病理检测；同时，切除患者的未经治疗的 1 个肿瘤，并进行病理检测。

（2）治疗后患者情况。①患者未发生与细胞注射相关的 1 级以上的不良反应，也无患者出现细胞因子释放综合征。②注射 CAR-T 细胞后 2 周内，在患者血液中始终检测不到 c-Met-CAR 的 mRNA。③肿瘤切除后，在注射过 CAR-T 细胞的肿瘤中，5 名患者出现 c-Met-CAR 的 mRNA，1 名患者未出现 c-Met-CAR 的 mRNA。④在可检测到 c-Met-CAR 的肿瘤中，经病理学检测可发现肿瘤内部广泛坏死，瘤细胞表面 c-Met 表达丧失，以及巨噬细胞和中性粒细胞浸润；两个剂量组的肿瘤坏死程度未出现明显差别。⑤在非注射的肿瘤中，病理学检测结果未提示肿瘤坏死。

（3）结论。①在肿瘤内注射 c-Met-CAR-T 细胞，患者表现了良好的耐受性，细胞不会入血而引起全身不良反应；②注射后，肿瘤内部的 c-Met 表达丧失，这提示 CAR-T 细胞可能具有靶向肿瘤清除作用；③尚不能认为肿瘤内注射的细胞剂量和杀伤肿瘤效果存在正向相关关系；④观察到肿瘤细胞的坏死或溶解是由 CAR-T 细胞介导的，而非自发性的坏死。

## 六、食管癌

食管癌又称为食道癌，典型的症状为进行性发展的吞咽困难。多种肿瘤的抑制性微环境会影响食管癌患者的预后。例如，PD-L1 或 PD-L2 在肿瘤中的表达约为 40%[116]，M2 巨噬细胞浸润食管癌肿瘤组织的 50% 以上[117] 等。这些对治疗效果不利的因素都可能成为免疫治疗的靶点。

### 1. 自体 DC-CIK 细胞联合放疗

对于手术不可切除性的食管癌，放疗是个不错的选择。三维调强放疗可以根据食管肿瘤的形状来调节三维空间中的辐射剂量，对肿瘤周围正常组织的损伤较小；但该疗法治疗食管癌的复发率较高，且在老年患者中经常报告其对射线的耐受性较差，因此，需要其他方法辅助以提升疗效。

2015 年，中国郑州大学采用 DC-CIK 细胞联合放疗治疗进展期的老年食管癌患者[118]。除了食管癌，这些患者还有肺部和肝部转移。放射治疗前，全部患者的骨髓功能正常、生活完全自理、外周血中的免疫细胞亚群数量均正常。

（1）研究方法。对全部患者全身多处肿瘤进行 6～7 周的三维调强放疗，每周连续治疗 5 天后，休息 2 天。联合组的 34 名患者在放射治疗前先留取 100 mL 外周血，分离单个核细胞后冻存，在放疗进行 4～5 周时复苏单个核细胞并培养 DC-CIK 细胞。全部放疗疗程结束 2 天后，连续 5 天经静脉注射细胞给患者，每天注射 10 亿个 CIK 细胞和 1 000 万个 DC。另 34 名老年患者仅接受放疗，作为对照组。

（2）治疗后患者情况。①联合组患者在细胞注射后，3 名患者出现寒战和严重发热，12 名患者出现过度兴奋（其中 4 人继发失眠），对症治疗后症状可迅速缓解；对照组中 1 名患者出现发热，5 名患者出现过度兴奋或失眠；②治疗结束后，联合组中 2 名患者出现放疗引起的轻度骨髓抑制，而同期放疗组中 15 名患者出现轻度骨髓抑制；

③治疗结束后，联合组患者的生活质量与放疗前的差别较小，而同期放疗组患者中 9 名患者出现放射性气管炎；④两组患者在放疗结束时外周血总 T 细胞、辅助性 T 细胞、CTL 和 NK 细胞的数量均显著下降，联合组患者在 DC-CIK 细胞治疗结束后外周血总 T 细胞、辅助性 T 细胞、CTL 和 NK 细胞的数量恢复到放疗前的水平，而同期放疗组则变化较小；⑤治疗结束 3 个月后随访，联合组患者和放疗组患者的全身肿瘤的客观缓解率（含肿瘤完全缓解和部分缓解）分别为 41% 和 29%，疾病控制率（含肿瘤完全缓解、部分缓解、稳定疾病）分别为 85% 和 62%。

（3）结论。①DC-CIK 细胞疗法可能引起患者较多的发热和过度兴奋，但能显著缓解放疗引起的骨髓抑制和气管炎。②肿瘤经放射治疗后，肿瘤抗原释放入血会导致全身的免疫激活反应；放疗组并未出现剧烈的免疫激活反应，可能与进展期老年患者免疫功能普遍较低、放疗引起骨髓抑制相关；联合组患者在治疗后出现显著的免疫激活反应，这说明 DC-CIK 细胞疗法可能改善老年患者的免疫状态。③联合组患者肿瘤的客观缓解率和疾病控制率都明显优于放疗组的，这提示放疗与 DC-CIK 细胞疗法具有显著的协同效应。

### 2. TCR-T 细胞疗法

2012 年，日本三重大学给联合免疫缺陷小鼠接种高表达黑色素瘤抗原基因（melanoma antigen gene，MAGE）- A4 肽的肿瘤，然后使用 MAGE-A4-TCR-T 细胞进行治疗，这可抑制肿瘤生长[119]。食管癌细胞也常高表达 MAGE-A4 肽，其可以作为 TCR-T 细胞疗法的理想靶点。

2015 年，日本三重大学使用 MAGE-A4-TCR-T 细胞疗法治疗 10 名肿瘤 MAGE-A4 表达阳性的难治性转移期食管癌患者[120]。

（1）研究方法。使用机器采集患者外周血单个核细胞，并大量扩增 T 淋巴细胞。用携带 MAGE-A4-TCR 的逆转录病毒感染 T 淋巴细胞，培养 7～10 天后冻存备用。细胞回输前不对患者进行预先化疗调理。10 名患者被分为 3 组来进行 MAGE-A4-TCR-T 细胞治疗，其中，第 1 组（3 名患者）经静脉输注 2 亿个细胞，第 2 组（3 名患者）经静脉输注 10 亿个细胞，第 3 组（4 名患者）经静脉输注 50 亿个细胞。

（2）治疗后患者情况。①所有患者回输 TCR-T 细胞后均未出现明显的不良反应；②细胞回输后 3～7 天，患者外周血中 TCR-T 细胞的数量达到峰值，在 7～14 天逐渐下降；在相同时间点的检测结果提示，第 3 组患者血液中 TCR-T 细胞的数量多于第 2 组的，第 2 组的多于第 1 组的；③5 名患者（为第 2 组和第 3 组患者）体内 TCR-T 细胞持续存在超过 5 个月，另外 5 名患者（为第 1 组和第 2 组患者）体内的 TCR-T 细胞存在时间较短；④治疗前肿瘤体积较大的 7 名患者的 PFS 小于 2 个月，中位 OS 为 9 个月；治疗前肿瘤体积较小的 3 名患者的 PFS 大于 21 个月，OS 大于 27 个月。

（3）结论。①该研究中输注的细胞不足以有效控制体积较大的肿瘤，改进方案可能是细胞输注前进行化疗调理，或增加输注细胞的数量；②参加该研究的患者处于转移期且常规疗法均已失败，考虑到其疾病严重程度，患者获得的生存时间被认为是相当长的[121]；③仅单次使用 TCR-T 细胞就使肿瘤较小的患者保持了超过 1 年的无进展状态，这令人振奋，可以认为靶向 MAGE-A4 的 TCR-T 细胞在体内具有持续的抗肿瘤活性。

## 七、前列腺癌

前列腺癌是指发生在前列腺的上皮性恶性肿瘤，病理类型包括腺癌、鳞癌、导管腺癌等。由于腺癌发病率占 95% 以上，因此，通常提及的前列腺癌多为前列腺腺癌。Sipuleucel-T 是美国 FDA 批准上市的治疗前列腺癌的免疫药物，即一种基因工程制备的融合蛋白（名称为 PA2024）。这种融合蛋白由前列腺酸性磷酸酶（在 95% 的前列腺癌细胞中表达）和粒细胞 – 单核细胞集落刺激因子（一种能帮助 DC 成熟和激活 DC 的细胞因子）组成，与 DC 共同培养后被制成疫苗，用于治疗去势疗法（在保留睾丸的前提下，通过药物降低血清睾酮水平，达到抑制前列腺癌生长的目的，停药后睾丸功能可恢复）抵抗性前列腺癌。

### 1. DC 疫苗联合放疗

2019 年，美国希望之城综合癌症中心采用 DC 疫苗 + 放疗治疗难治性转移期前列腺癌患者[122]。患者的中位年龄为 66 岁。患者均出现单发的肿瘤转移灶，药物去势疗法均对其失效。

（1）研究方法。DC 组纳入 24 名患者，先用血细胞分离机采集每名患者的外周血单个核细胞，贴壁培养联合细胞因子诱导其成为未成熟 DC。使用 Sipuleucel-T 诱导 DC 成熟，使其成为 DC 疫苗。患者每次经静脉注射约 2 000 个成功荷载 PA2024 的 DC，此为 1 个疗程。共治疗 3 个疗程，每个疗程间隔 2 周。联合组纳入 25 名患者，先借助放疗处理患者单个肿瘤转移灶（300 cGy/d，10 天），放疗结束 1 周后，使用自体 DC 疫苗治疗，方法及疗程与 DC 组的一致。

（2）治疗后患者情况。①两组患者对治疗的耐受性均良好，疲劳是常见的不良反应（DC 组的 1 名患者和联合组的 3 名患者均出现疲劳）；②治疗后两组患者的肿瘤均得到良好控制，DC 组的 PFS 为 2.5 个月，联合组的为 3.7 个月；③治疗结束 3 个月后，两组患者外周血的 PA2024 和前列腺酸性磷酸酶的特异性抗体含量均明显增加，PA20204 反应性 T 细胞数量明显增多，两组间无明显差别。

（3）结论。①对于单发转移性前列腺癌，单纯使用 DC 疫苗或联合方案都是安全有效的；②肿瘤经放射治疗后，肿瘤抗原释放入血会导致全身性的免疫激活反应，会提升 Sipuleucel-T 诱导 DC 疫苗的治疗效果；③两组患者特异性和非特异性免疫功能都获得明显提高，联合组的 PFS 稍胜一筹。

### 2. CAR-T 细胞疗法

前列腺特异性膜抗原（prostate specific membrane antigen，PSMA）是前列腺癌治疗中被重点关注的肿瘤抗原靶点，在近端肾小管、脑 II 型星形胶质细胞也有表达。早在 2006 年，荷兰奈梅亨大学医学中心使用第 1 代 PSMA-CAR-T 细胞治疗转移性肾癌，产生了致死性的细胞因子释放综合征[123]。2010 年，美国国家癌症研究所使用第 2 代 PS-MA-CAR-T 细胞治疗乳腺癌，虽然不良反应明显减轻，但仍然可能会致命[35]。为了限制第 1 代和第 2 代 CAR-T 细胞疗法的严重不良反应，研究者不断改进技术以探索控制细胞因子释放综合征的方法。

2016 年，美国波士顿大学使用第 3 代 PSMA-CAR-T 细胞治疗 5 名前列腺癌进展期患者[124]。患者的中位年龄为 61 岁，中位患病时间为 21 个月，既往接受过盆腔放疗和药物去势治疗，但均治疗失败，患者肿瘤标记物 PSA 水平持续升高。

（1）研究方法。先收集患者的自体淋巴细胞，体外扩增 T 细胞，1 周后用携带 PM-SA-CAR 的逆转录病毒感染 T 淋巴细胞，再培养 2 周。细胞培养期间对患者进行非清髓性化疗，减少体内淋巴细胞负荷后，从中心静脉给患者单次输注 10 亿～ 100 亿个 PS-MA-CAR-T 细胞，再连续 4 周经静脉输注低剂量 IL-2 以促进 CAR-T 细胞在体内增殖。

（2）治疗后患者情况。①观察到的不良反应均为非清髓性调理引起，未发现与 CAR-T 细胞相关的不良反应；②输注 CAR-T 细胞 4 天后，CAR-T 细胞开始在患者血液中快速扩增，在第 7 天和第 14 天时检测患者血液中 CAR-T 细胞数量，较第 4 天的分别增加了 50 倍和 200 倍；③治疗后 2 个月内，只有 2 名患者的肿瘤部分萎缩，其血清 PSA 水平分别下降了 50% 和 70%；另 3 名患者的病情恶化；④2 名肿瘤部分萎缩患者的 PFS 分别为 78 天和 150 天。

（3）结论。①患者对 PSMA-CAR-T 细胞疗法的耐受性好，其不良反应少；②PSMA-CAR-T 细胞在体内有 4 天的潜伏期，此后血液中的 CAR-T 细胞会快速扩增；③目前小样本研究表明，单次 PSMA-CAR-T 细胞疗法的有效率为 40%，疗效维持时间小于 5 个月。

## 八、肾癌

肾细胞癌又被称为肾癌，是起源于肾实质泌尿小管上皮的恶性肿瘤，病理类型主要有透明细胞癌、颗粒细胞癌和未分化癌等，以透明细胞癌常见。转移性肾细胞癌在临床中治疗难度大，疗法包括免疫调节性细胞因子疗法和抗血管生成性靶向药物疗法等。这些药物的毒性较强，对晚期肾癌很难产生持久的完全缓解，服用针对血管内皮生长因子的靶向药物的患者的中位 OS 仅为 28 个月[125]。文献证实，多次、规律地注射 IL-2 和 IFN-α 对病情有一定的缓解作用，IL-2 单药疗法或 IL-2 联合 IFN-α 疗法治疗转移期肾癌的客观缓解率为 16%，肿瘤完全萎缩率为 6%，但不良反应较多，包括低血压、毛细血管渗漏综合征、肾部不适等[126,127]。

### 1. DC 疫苗

2009 年，美国达特茅斯·希区柯克医疗中心采用 DC 疫苗治疗了 18 名转移期肾癌患者[128]。患者包括 13 名男性患者和 5 名女性患者，平均年龄为 61 岁，几乎所有患者都有肺转移灶，其他转移部位主要为肾上腺、纵隔淋巴结、骨、肝等。大多数患者被纳入研究前正在服用靶向药物，研究开始时停止用药。

（1）研究方法。先采集患者外周血单个核细胞，通过贴壁培养联合细胞因子将其诱导成为未成熟 DC。取手术或活检得到的肿瘤组织，分离肿瘤细胞并裂解，用肿瘤裂解液促进 DC 成熟。将 1 000 万个 DC 注射到患者肿瘤邻近区域淋巴结，然后每天静脉内输注 IL-2，连续 5 天，同时，隔天皮下注射 IFN-α，共注射 3 次，此为 1 个完整疗程。每名患者接受 5 个疗程 DC 疫苗治疗，间隔 2 ～ 4 周。

（2）治疗后患者情况。①在 DC 疫苗治疗过程中，2 名患者出现心肌炎、肺炎和肾炎，对症治疗后病情在 3 ～ 4 个月缓解，其他不良反应包括红疹、瘙痒和低血压等；

②在 4 年的随访期间，有 3 名患者的肿瘤完全萎缩（其中，2 名患者的持续时间超过 19 个月，1 名患者的持续时间超过 43 个月）、6 名患者的肿瘤部分萎缩（持续时间为 3～9 个月）、6 名患者的病情稳定（持续时间为 3～26 个月），3 名患者的病情恶化；④治疗有效的 15 名患者中，中位 PFS 为 8 个月；⑤全部患者的两年生存率和三年生存率分别为 77% 和 70%。

（3）结论。①经 DC 疫苗治疗后，少数患者出现明显的临床毒性，可能与 IL-2 和 IFN-α 相关；②IL-2 与 DC 疫苗具有显著的协同作用，在肿瘤客观缓解率方面比 IL-2 单药提升显著[127]；③本研究中患者的 PFS 与报道中靶向药物治疗的患者的 PFS 相当[129]。

**2. 自体 CIK 细胞联合常规疗法**

2012 年，中国天津医科大学采用 CIK 细胞联合常规疗法治疗转移期肾透明细胞癌患者[130]。被纳入患者的平均年龄为 60 岁，KPS 评分约为 80 分，转移部位主要是对侧的肾和骨。

（1）研究方法。使用的常规治疗主要包括化疗、放疗、介入栓塞和中医药等。联合组的 74 名患者在常规疗法基础上，每月接受 1 个疗程的 CIK 细胞疗法。每名患者定期使用血细胞分离机采集外周血单个核细胞。常规培养 CIK 细胞。每个疗程通过静脉回输细胞 2 天，共输注 100 亿个细胞（不配合细胞因子注射），坚持 3 年。另 74 名患者作为细胞因子组患者，在接受常规疗法基础上，隔天皮下注射 IL-2 或 IFN-α，每注射 4 个月休息 2 个月，也坚持 3 年。若患者在 3 年研究期间死亡，则研究结束。3 年研究期结束后患者不再接受 CIK 细胞或细胞因子治疗。

（2）治疗后患者情况。①在 3 年观察期间，两组均未出现由常规治疗引起的死亡。②联合组患者出现的不良反应包括短暂发热、发冷、疲劳、头痛和贫血，均为轻度，对症处理后可迅速缓解；细胞因子组患者未出现明显的不良反应。③3 年治疗结束时，CIK 细胞组中有 13 名患者的肿瘤完全萎缩、26 名患者的肿瘤部分萎缩、25 名患者的病情稳定、10 名患者的病情恶化；细胞因子组中 5 名患者的肿瘤完全萎缩、15 名患者的肿瘤部分萎缩、25 名患者的病情稳定和 29 名患者的病情恶化。④CIK 细胞组和细胞因子组患者的 PFS 分别为 12 个月和 8 个月，OS 分别为 46 个月和 19 个月。

（3）结论。①患者对 CIK 细胞和细胞因子疗法的耐受性都较好，细胞因子疗法的不良反应相对更少；②CIK 细胞组患者的肿瘤控制情况显著优于常规疗法组；③患者 PFS 和 OS 等远期疗效方面也是 CIK 细胞组明显更有优势；③维持性 CIK 细胞疗法可以使常规疗法获益。

2013 年，中国人民解放军总医院采用 CIK 细胞联合常规疗法治疗转移期肾癌患者[131]。治疗前两组的情况相似：平均年龄为 58 岁，转移部位主要是肺、脑和腹膜后淋巴结等。

（1）研究方法。使用的常规治疗主要包括化疗、放疗、介入栓塞和中医药等。联合组的 10 名患者接受 CIK 细胞联合常规疗法。抽取患者 50 mL 外周血，采用经典方法培养 CIK 细胞 2 周。分 2 天经静脉回输细胞至患者体内，每次回输 10 亿～50 亿个细胞。细胞回输后每天注射 100 万单位 IL-2，持续 10 天，此为 1 个疗程。患者接受 4～12 个疗程的治疗，疗程间隔为 2 周。另 10 名患者只接受常规疗法。

（2）治疗后患者情况。①联合组患者中，与CIK细胞输注相关的不良反应主要为轻度关节痛、疲劳和低热，对症治疗后，症状短期内消失。②两组患者经常规治疗中的多种方式治疗后，其不良反应较多，联合组患者经过2个疗程的CIK细胞治疗后，其总体状况得到明显改善，如不适感减轻、精神状态改善、食物摄入量增加及癌痛减轻等。③两组患者的中位随访期为44个月；联合组和常规疗法组肿瘤完全萎缩的患者数分别为6人和5人，肿瘤部分萎缩人数分别为2人（图2-6）和0人，病情稳定人数分别为2人和3人，病情恶化人数分别为0人和2人；联合组和常规疗法组患者的肿瘤客观缓解率分别为80%和50%。④联合组和常规疗法组患者的PFS分别为32个月和22个月，OS分别为35个月和34个月。

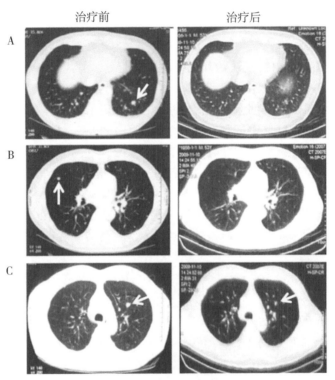

箭头所示为肾癌的肺转移病灶。A：在左肺下叶发现占位性病变（0.9 cm×1.2 cm），治疗后肿瘤明显缩小；B：在右肺中观察到高密度且边界清晰的圆形病变（0.5 cm×0.5 cm），治疗后几乎完全消失；C：一个占位性病变（1.1 cm×0.9 cm），经治疗后显著缩小。

**图2-6　联合组的1名患者，胸部不同层面在治疗前与CIK细胞疗法2个疗程后的影像对比[131]**

（3）结论。①患者对CIK细胞联合常规疗法的耐受性较好；②CIK细胞疗法可以显著缓解常规治疗产生的不良反应，改善患者总体状况；③在肿瘤生长控制方面，多疗程的CIK细胞疗法与常规疗法具有明显的协同作用；④联合组患者PFS比常规疗法组明显延长，表明CIK细胞免疫治疗可改善转移性肾细胞癌患者的预后。

**3. 自体CIK细胞联合免疫检查点抑制剂**

免疫检查点抑制剂，特别是抗PD-1抗体（如纳武单抗和派姆单抗）已被美国国家癌症研究所批准用于治疗晚期肾细胞癌。但具备治疗适应证患者的比例很低，且 PD-1 抗体常引发各种自身免疫性疾病，需要糖皮质激素或其他免疫抑制剂治疗。因此，需要新的疗法和新的组合以提升晚期肾细胞癌的疗效。

2018 年，中国郑州大学使用自体 CIK 细胞联合派姆单抗治疗 1 名转移性肾透明细胞癌的患者[48]。

治疗经过为：80 岁男性患者，在部分肾切除术 18 个月后出现多处转移灶，包括右胸膜、胸椎、腰椎和肱骨等部位。取肿瘤灶活检，其免疫组化检测结果显示肿瘤组织有中等程度 T 细胞浸润，但无 PD-1 或 PD-L1 表达。分析肿瘤和患者血样的全外显子序列，插入缺失比例值为 0.08，插入缺失计数为 4，肿瘤携带非同义单核苷酸变异体突变，未发生 DNA 错配修复相关基因突变。患者在右胸膜结节接受放射治疗后，接受派姆单抗联合 CIK 细胞治疗。在 2 周时间内，注射派姆单抗 1 次和经静脉输注 CIK 细胞 2 次，每次 60 亿个 CIK 细胞，此为 1 个疗程，共进行 4 个疗程。4 个疗程结束后，该患者的肿瘤完全萎缩，PFS 超过 18 个月。该患者在派姆单抗治疗第 1 个疗程后患上牙龈炎，在派姆单抗治疗第 2 个疗程后患上肺炎，对症治疗后，病情在短期内缓解，未接受糖皮质激素或其他免疫抑制剂治疗。

该案例提示，抗 PD-1 抗体与 CIK 细胞疗法联用增加了肾癌对抗 PD-1 抗体的敏感性，且不会增加抗 PD-1 抗体的不良反应。

**4. 自体 γδ T 细胞疗法**

2004 年，德国石勒苏益格 – 荷尔斯泰因州立大学将人 γδ T 细胞与 IL-2 和帕米膦酸同时注射给肾癌荷瘤小鼠，延长了小鼠的存活期，为开发使用 γδ T 细胞对抗转移性肾癌提供了新的策略[132]。2005 年，瑞士伯尔尼大学提出 γδ T 细胞的过继免疫疗法可能具有两种不同的作用，一种是充当杀伤肿瘤细胞的效应细胞，另一种是充当抗原提呈细胞[133]。

日本东京女子医科大学使用该方法对肾癌进行 2 项研究，第 1 项主要研究疗法的安全性，第 2 项重点关注疗法的有效性，即肿瘤的影像学改变情况。γδ T 细胞的培养方法参考石勒苏益格 – 荷尔斯泰因州立大学的临床前研究：抽取每名患者 30 mL 外周血，分离得到约 3 000 万个单个核细胞；主要采用 2 – 甲基 – 3 – 丁烯基 – 1 – 焦磷酸特异性刺激患者外周血 γδ T 细胞中的 Vδ2 亚类扩增。培养 14 天后，细胞数量约为 30 亿个。

2007 年，日本东京女子医科大学第 1 项研究[134]使用 γδ T 细胞治疗 7 名肾切除术后发生肾癌转移的患者。患者包括 3 名男性患者和 4 名女性患者，平均年龄为 49 岁。治疗前外周血 γδ T 细胞/总 T 细胞 =1.8%，显著低于既往文献对健康人群的报道（4%）。

（1）研究方法。7 名患者每 2 周注射 1 次 γδ T 细胞，每人注射 6 次，细胞注射的同时配合皮下注射 IL-2。每次给患者回输细胞前，先抽取 30 mL 外周血用作下一疗程的细胞培养。

（2）治疗后患者情况。①患者输注细胞后出现发热、全身疲劳和血清转氨酶升高等，但程度较轻；②治疗后患者外周血 γδ T 细胞/总 T 细胞比值增加，接近健康人的水平；③在接受治疗的 3 个月内，5 名患者的肿瘤保持稳定或萎缩，2 名患者的肿瘤继续进展。

（3）结论。①γδ T 细胞疗法与其他非特异性免疫细胞疗法引起的不良反应相似，是安全且可接受的；②患者接受 6 次治疗后，外周血 γδ T 细胞数量可恢复正常，这可增强患者的整体抗肿瘤能力；③短期内的肿瘤控制率可达 71%，该疗法可能具有较好的应用前景。

2011 年，日本东京女子医科大学第 2 项研究[135]采用 γδ T 细胞治疗 11 名肾癌术后发生肺转移的患者，包括 8 名男性患者和 3 名女性患者，中位年龄为 59 岁。

（1）研究方法。给患者经静脉输注 γδ T 细胞、4 mg 唑来膦酸和 140 万单位 IL-2，每次为 1 个疗程，每个疗程间隔 1 个月。每人拟接受 6 个疗程的细胞回输。

（2）治疗后患者情况。①输注细胞后，10 名患者出现 3 级及以上的不良反应，经对症治疗后可迅速缓解，且症状在后续 γδ T 细胞治疗过程中迅速减少；②输注 γδ T 细胞 2 天内，患者血清的 IFN-γ 和 IL-15 都迅速升高，然后逐渐降低；③输注 γδ T 细胞 3～5 天后，患者外周血 γδ T 细胞/总 T 细胞的比例达到峰值，并持续一段时间；④只有 5 名患者完成 6 个疗程治疗，6 名患者由于各种原因中途退出试验；⑤治疗后 6 个月内随访，1 名患者的肿瘤完全萎缩、5 名患者的病情稳定、5 名患者的病情恶化（均为中途停止治疗者）。

（3）结论。①γδ T 细胞经唑来膦酸和 IL-2 刺激后产生的不良反应较强，但机体可以逐渐适应；②输注的 γδ T 细胞在唑来膦酸和 IL-2 的同时刺激下，可在患者体内迅速扩增并发挥抗肿瘤作用；③多疗程 γδ T 细胞疗法短期内可使肿瘤控制率达 55%。

**5. 异体 NK 细胞联合肿瘤冷冻消融手术**

2017 年，笔者团队采用异体 NK 细胞联合全身多处冷冻消融手术治疗晚期肾癌患者[136]。治疗前患者的平均 KPS 评分为 70 分，外周血淋巴细胞亚类数量基本正常，Th1 型细胞因子表达水平低于参考范围。

（1）研究方法。联合组纳入 30 名患者。接受冷冻消融手术后，每人接受 2 个疗程的异体 NK 细胞治疗，第 1 疗程的细胞输注结束后即开始第 2 疗程的细胞培养。治疗使用的 NK 细胞均来自患者亲属捐献（100 mL 外周血），利用商业化试剂盒（主要包括 K562 滋养层细胞、单克隆抗体及 IL-2 等）进行单个核细胞培养，专一性扩增 NK 细胞。NK 细胞培养 12 天左右，数量可达到 80 亿～100 亿个。NK 细胞被分为 3 份，连续 3 天回输，此为 1 个疗程。另 30 名患者只接受冷冻消融手术。

（2）治疗后患者情况。①联合组输注 NK 细胞后，未发生严重的细胞治疗相关的不良反应；②治疗结束后的短时间内，两组患者外周血 T 细胞和 NK 细胞的绝对数量都明显高于治疗前水平，Th1 型细胞因子达到正常水平，联合组更加明显；③治疗结束 1 个月后，联合组患者和冷冻组患者的 KPS 分别上升到 84 分和 80 分，3 个月后分别上升到 89 分和 81 分；④治疗结束 3 个月后，联合组和冷冻组的肿瘤控制率分别为 80% 和 53.3%，其中肿瘤完全萎缩的人数分别为 17 人和 4 人，肿瘤部分萎缩的人数分别为 7 人和 12 人。

（3）结论。①冷冻消融和异体 NK 细胞治疗对晚期肾癌患者治疗的安全性都较高；②两种方法都能解除晚期患者的全身免疫抑制状态，迅速提升患者的外周血免疫细胞数量和功能，冷冻消融手术联合异体 NK 细胞治疗效果更强；③两种方法都能改善患者的生活质量，冷冻消融手术联合异体 NK 细胞治疗效果更好；④联合组具有更好的肿瘤控制率，说明冷冻消融与异体 NK 细胞疗法对肾癌治疗具有显著的协同作用。

## 九、宫颈癌

宫颈癌是女性常见的恶性肿瘤之一，高复发率是治疗中存在的主要问题。肿瘤复发后生长迅速且形成全身性的免疫抑制，会导致患者快速死亡。以铂类化疗为基础的综合治疗是治疗复发性宫颈癌的首选方法，但总有效率仅为 20%～30%。人乳头瘤病毒（human papilloma virus，HPV）感染是宫颈癌发生的高危因素。HPV 共有 100 多个亚型，高危亚型持续感染会导致宫颈癌前病变及宫颈癌 HPV 高危亚型包括 HPV-16、HPV-18、HPV-33、HPV-39、HPV-52、HPV-58、HPV-51、HPV-68、HPV-45 等亚型；低危亚型主要引起良性病变，最常见的是 HPV-6 和 HPV-11 亚型。该病毒还是驱动癌症复发的病毒抗原，也是非常有吸引力的治疗靶标[137]。靶向 HPV 蛋白的疫苗（宫颈癌疫苗）已经上市，其预防作用较强，治疗作用较差[138]。

### 1. TIL 疗法

2015 年，美国国家癌症研究所采用 TIL 疗法治疗 9 名进展期、难治性宫颈癌患者[139]。患者（包括鳞癌患者 4 人、腺癌患者 3 人、腺鳞癌患者 2 人）的平均年龄为 37 岁，均接受过铂类药物化疗或放疗。HPV-18 阳性患者有 7 人，HPV-16 阳性患者有 2 人。

（1）研究方法。手术切除患者原发或转移的肿瘤团块，通过组织消化和磁珠分离方法得到 T 淋巴细胞，再用 HPV 蛋白刺激 T 细胞扩增。培养得到的细胞以 CTL 为主，主要对 HPV-16 或 HPV-18 的 E6 和 E7 抗原有反应性。每名患者先接受非清髓性化疗，然后单次静脉输注约 800 亿个 TIL，随后配合 5 次 IL-2 皮下注射。

（2）治疗后患者情况。①研究期间，患者出现的不良反应均由非清髓性化疗引起，没有出现与输注 TIL 相关的不良反应。②TIL 治疗后 1 个月，3 名肿瘤患者外周血中的 HPV 反应性 T 细胞的数量显著增加，同时肿瘤得到控制；其余 6 名患者的病情未出现明显改变。③治疗后，2 名患者的肿瘤完全萎缩（其 PFS 分别为 22 个月和 15 个月），1 名患者的肿瘤部分萎缩（PFS 为 3 个月），其余 6 名患者的病情加重；肿瘤控制率为 33%。

（3）结论。①患者对 TIL 疗法的耐受性较好；②HPV-TIL 治疗后肿瘤缓解良好的患者的体内 HPV 感染也会同时得到良好的控制；③由于非清髓性化疗使用的药物都没有明确的抗宫颈癌的作用，33% 的疾病缓解率和持久的治疗响应可能是 TIL 疗法的作用。

### 2. 自体 DC-CIK 细胞联合化疗

2015 年，中国苏州大学使用自体 DC-CIK 细胞联合顺铂化疗治疗 40 名宫颈癌术后的患者[140]。联合组包括 31 名鳞癌患者和 9 名腺癌患者，平均年龄为 52 岁，Ⅱ期、Ⅲ期和Ⅳ期患者分别为 27 人、12 人和 1 人。另 39 人作为化疗对照组只接受顺铂化疗，包括 30 名鳞癌患者和 9 名腺癌患者，平均年龄为 52 岁，Ⅱ期、Ⅲ期和Ⅳ期患者分别为 27 人、11 人和 1 人。治疗开始前，两组患者的淋巴细胞亚群比例均正常且无明显差别。

（1）研究方法。联合组每名患者在化疗开始前抽取 15 亿～40 亿个外周血单个核细胞，通过贴壁法分离单个核细胞和淋巴细胞。向单核细胞中加入细胞因子以诱导生成

DC，淋巴细胞通过 IL-2 和单克隆抗体大量扩增成 CIK 细胞。50% 的 DC 用于肿瘤引流淋巴结或皮下注射，剩余的 50% DC 用于刺激 CIK 细胞扩增后通过静脉回输给患者，此为 1 个完整疗程。每个疗程中，DC-CIK 细胞分为 4 天剂量进行输注，细胞总量为200 亿～350 亿个。每名患者治疗 2 个疗程，第 1 个疗程是在化疗（顺铂化疗的时间为10 天）后 1 周内输注 DC-CIK 细胞，第 2 个疗程是在化疗后 3 个月输注 DC-CIK 细胞。

（2）治疗后患者情况。①研究期间患者出现的不良反应均由化疗引起，没有出现与输注 DC-CIK 细胞相关的严重不良反应。②第 1 个疗程中，应用 DC-CIK 细胞治疗2 周后，联合组患者外周血中辅助性 T 细胞和 NK 细胞占总淋巴细胞的比例均显著升高，Treg 细胞占总淋巴细胞的比例显著降低；化疗组患者的辅助性 T 细胞和 NK 细胞的比例降低，Treg 细胞比例显著升高。③联合组和化疗组患者的一年肿瘤复发率分别为 5% 和28%，两年肿瘤复发率分别为 15% 和 36%，三年肿瘤复发率分别为 23% 和 46%。④联合组和化疗组患者的一年生存率分别为 97% 和 92%，两年生存率分别为 90% 和 77%，三年生存率分别为 80% 和 56%。

（3）结论。①化疗联合 DC-CIK 细胞疗法的不良反应主要来自化疗，DC-CIK 细胞疗法可能不会引起严重的不良反应；②化疗对机体效应性 T 细胞的作用是抑制，对调节性 T 细胞的作用是促进，不利于机体抗肿瘤免疫反应，而 DC-CIK 细胞疗法可以逆转这一作用；③化疗组患者的肿瘤复发率高于联合组的，患者生存率低于联合组的，提示DC-CIK 细胞联合化疗可以增强化疗的疗效，降低宫颈癌患者的复发率，延长患者的生存时间。

## 十、胰腺癌

胰腺癌是一种恶性程度较高的消化系统恶性肿瘤，约 90% 胰腺癌属于导管腺癌，五年生存率仅为 6%[141]。早期胰腺癌的手术和微创治疗的获益相似；晚期胰腺癌对放疗、化疗均不敏感，Ⅲ期胰腺癌患者的 OS 为 6～8 个月，而Ⅳ期患者的 OS 仅为 3～4 个月[142]。免疫疗法提供了控制各种癌症的可能治疗选择，可以通过主动（刺激患者对癌症产生免疫应答）和被动（主动进行体液免疫或细胞免疫转移）免疫疗法来调节免疫系统以抑制癌症[143]。胰腺癌内部纤维含量高且血管不丰富，此种结构环境对免疫细胞的进入非常不利，因而没有适当的消融手术措施，即使使用高效抗肿瘤疫苗也无法起效。胰腺癌的免疫疗法必须与其他疗法相结合，以尝试破坏肿瘤纤维多、血管少的结构，消除肿瘤逃避免疫监视的结构基础。

### 1. 自体 DC-CIK 细胞联合冷冻消融疗法

2013 年，笔者团队对本院 DC-CIK 细胞联合冷冻消融手术联合治疗转移期胰腺癌患者[144]进行了回顾性分析。该研究共纳入 106 名患者（包括 57 名男性患者，49 名女性患者，中位年龄为 65 岁），其中的 55 名患者有肝转移（75 个病灶），35 名患者有腹膜和肝转移（74 个病灶），16 名患者有其他身体部位转移（26 个病灶）。31 名患者接受 DC-CIK 细胞联合冷冻消融手术（为联合组），36 名患者接受单纯冷冻消融手术治疗（为冷冻组），22 名患者只接受化疗（为化疗组），17 名患者只接受 DC-CIK 细胞治疗（为 DC-CIK 细胞组）。

（1）研究方法。冷冻消融手术均为经皮治疗，针对胰腺内和胰腺外长径大于 2 cm 的肿瘤。联合组每名患者在冷冻手术前抽取自体外周血 100 mL，按常规方法培养 DC-CIK 细胞。在冷冻手术后共回输 60 亿～100 亿个细胞，分为 4 天剂量进行静脉回输，此为 1 个完整疗程。此研究未使用肿瘤抗原预先激活 DC，而是利用"冷冻免疫现象"使 DC 在体内荷载肿瘤抗原并激活。

（2）患者生存期情况。联合组、冷冻组、DC-CIK 细胞组和化疗组患者的中位 OS 分别为 13.0 个月、7.0 个月、5.0 个月和 3.5 个月。在治疗过程中，19 名患者出现发热（体温≤39 ℃，3 天内自行缓解），其中，联合组有 11 例，冷冻组有 2 例，DC-CIK 细胞组有 6 例。

（3）结论。①联合组患者中出现发热的比例高于冷冻组或 DC-CIK 细胞组，可能与冷冻及 DC-CIK 细胞引起发热作用叠加相关，但不良反应可控；②联合组患者和冷冻组患者的中位 OS 显著高于 DC-CIK 细胞组和化疗组，其中，联合组表现更好，说明冷冻消融和 DC-CIK 细胞疗法在延长患者 OS 方面具有显著的协同作用。

**2. 异体 NK 细胞联合纳米刀疗法**

不可逆性电穿孔（商品名为"纳米刀"）是目前公认的消融胰腺肿瘤的较佳方法。纳米刀消融后肿瘤细胞凋亡[145]，故胰腺周围脏器和神经并发症的发生率大大降低[146]。但美国路易斯维尔大学的学者仍不建议使用纳米刀治疗肿瘤长径大于 5 cm 的 Ⅲ 期患者及所有 Ⅳ 期患者[145]。

2017 年，笔者团队共发表 3 项关于纳米刀消融联合 NK 细胞治疗胰腺癌的研究成果，分别关注肿瘤长径不大于 5 cm 的患者的疗效、肿瘤长径大于 5 cm 的患者的疗效和免疫治疗的适宜次数。治疗使用的 NK 细胞均为患者亲属捐献（抽取每名患者亲属 100 mL 外周血），利用商业化试剂盒（主要包括 K562 滋养层细胞、单克隆抗体和 IL-2 等）进行单个核细胞培养，专一地扩增 NK 细胞。进行细胞培养约 12 天（细胞数量达到 80 亿～100 亿个，活细胞比例占 92%，NK 细胞纯度达到 95%）时，NK 细胞被分为 3 天经静脉回输至患者体内，此为 1 个疗程。

2017 年，笔者团队的第 1 项研究[147]采用纳米刀消融手术联合异体 NK 细胞联合治疗晚期胰腺癌患者。被纳入组的患者均为 Ⅲ 期或 Ⅳ 期患者，肿瘤长径不小于 5 cm。治疗前患者外周血 T 细胞亚类和 NK 细胞的绝对数量均正常，Th1 型细胞因子水平显著低于参考范围，血清肿瘤标记物 CA19-9 和 CA242 表达均高于参考范围，KPS 评分约为 70 分。

（1）研究方法。联合组纳入 20 名患者，每名患者在纳米刀消融手术后连续接受至少 2 个疗程 NK 细胞治疗，在第 1 个疗程进行 NK 细胞静脉回输后即开始第 2 个疗程的 NK 细胞培养。另 20 名患者仅接受纳米刀消融手术。

（2）治疗后患者情况。①部分患者输注 NK 细胞后出现畏寒、疲劳和轻度发热，通常在当天可缓解。②治疗结束 3 天后，两组患者的外周血总 T 细胞和 NK 细胞绝对数量均增加，Th1 型细胞因子水平均升高，联合组增加得更明显。③治疗 1 个月后，联合组和纳米刀组患者的 KPS 评分分别升高到 83 分和 80 分，2 个月后分别升高到 89 分和 81 分。④治疗结束 2 个月内，两组患者的血清 CA19-9 和 CA242 水平均逐渐下降，联合组的下降程度更明显。⑤治疗 2 个月后，联合组患者的肿瘤客观缓解率为 80%，其中，6 名患者的肿瘤完全萎缩，10 名患者的肿瘤部分萎缩，4 名患者的病情稳定；纳米刀组患者的肿瘤客观缓解率为 63%，其中，3 名患者的肿瘤完全萎缩，9 名患者的肿瘤部分萎缩，4 名患者的病情稳定，3 名患者的肿瘤有进展。

（3）结论。①纳米刀治疗对肿瘤长径不大于 5 cm 的 Ⅲ 期或 Ⅳ 期胰腺癌患者显示良好的安全性，纳米刀联合异体 NK 细胞疗法后患者的耐受性仍较好；②联合治疗在提升患者免疫功能、降低肿瘤标志物水平、改善患者生活质量等方面均显现明显的优势；③纳米刀联合同种异体 NK 细胞疗法治疗进展性胰腺癌患者具有协同作用，在治疗 2 个月后可显著提高患者的肿瘤客观缓解率。

2017 年，笔者团队在第 2 项研究[148]中利用纳米刀 + NK 细胞治疗进展期胰腺癌患者（包括 Ⅲ 期患者 35 名、Ⅳ 期患者 32 名），患者的肿瘤长径均在 5 cm 以上。治疗前患者的外周血 T 细胞亚类和 NK 细胞绝对数量均正常，Th1 型细胞因子水平显著低于参考范围，血清肿瘤标记物 CA19-9 表达显著高于参考范围。

（1）研究方法。联合组纳入 37 名患者，每名患者在纳米刀消融手术后均连续接受 3 个疗程以上的 NK 细胞治疗，上一疗程回输 NK 细胞后即开始下一疗程的细胞培养。另 30 名患者仅接受纳米刀消融手术。

（2）治疗后患者情况。①少部分患者接受 NK 细胞治疗后出现轻度发热；②治疗结束 3 天后，两组患者的外周血总 T 细胞和 NK 细胞的绝对数量均增加，Th1 型细胞因子水平均升高，联合组患者增加更明显；③治疗 1 个月后，两组患者的血清 CA19-9 水平均逐渐下降，联合组的 CA19-9 降低幅度更大，但仍高于参考范围；④Ⅲ 期患者治疗后肿瘤控制得较好，联合组和纳米刀组患者的 PFS 分别为 9 个月和 8 个月，OS 分别为 14 个月和 12 个月；⑤Ⅳ 期患者治疗后肿瘤控制得相对较差，联合组和纳米刀组患者的 OS 分别为 10 个月和 9 个月。

（3）结论。①纳米刀治疗对肿瘤长径大于 5 cm 的 Ⅲ 期或 Ⅳ 期胰腺癌患者也显示良好的安全性，患者对纳米刀联合异体 NK 细胞疗法的耐受性仍较好；②联合治疗在提升患者免疫功能、降低肿瘤标志物水平等方面均显现明显优势；③纳米刀与异体 NK 细胞疗法在治疗 Ⅲ 期和 Ⅳ 期胰腺癌患者时具有协同作用，可延长患者生存时间。

2017 年，笔者团队在第 3 项研究[149]中采用纳米刀消融手术联合异体 NK 细胞联合治疗进展期胰腺癌患者。患者的肿瘤长径均大于 5 cm。Ⅲ 期患者有 32 名，Ⅳ 期患者有 39 名，平均年龄为 57 岁。治疗前，患者的外周血 T 细胞的亚类和 NK 细胞绝对数量均正常，Th1 型细胞因子水平显著低于参考范围，血清肿瘤标记物 CA19-9 表达均显著高于参考范围。

（1）研究方法。联合组的 32 名患者在纳米刀消融手术后，50% 患者接受 1 个疗程的 NK 细胞治疗，50% 患者接受超过 1 个疗程的 NK 细胞治疗（上一疗程 NK 细胞回输后即开始下一疗程 NK 细胞的培养）。另 39 名患者仅接受纳米刀消融手术。

（2）治疗后患者情况。①治疗结束 3 天后，两组患者的外周血总 T 细胞和 NK 细胞的绝对数量均增加，Th1 型细胞因子水平均升高，联合组患者的升高得更明显。②治疗 1 个月后，两组患者的血清 CA19-9 水平均逐渐下降，联合组的 CA19-9 降低的幅度更大，但仍高于参考范围。③Ⅲ期患者治疗后肿瘤控制得较好，联合组和纳米刀组患者的PFS分别为9个月和8个月，OS分别为13个月和11个月；Ⅳ期患者治疗后肿瘤控制得相对较差，联合组和纳米刀组患者的OS分别为10个月和9个月。④多次和单次联合治疗患者的PFS分别为10个月和8个月，多次和单次NK细胞治疗患者的OS分别为14个月和12个月。

（3）结论。①联合治疗在提升患者免疫功能、降低肿瘤标志物水平等方面均显示明显优势；②纳米刀联合异体NK细胞疗法对治疗Ⅲ期和Ⅳ期胰腺癌患者具有协同作用，可延长患者生存时间；③多疗程的纳米刀联合异体NK细胞在延缓肿瘤复发时间方面优于单疗程联合疗法；④多次异体NK细胞治疗在延长患者生存时间方面的效果优于单次NK细胞治疗的。

### 3. CAR-T 细胞疗法

间皮素（mesothelin，Meso）被发现除在大多数手术切除的胰腺癌中高表达外，还可存在于腹膜、胸膜和心包等正常组织[150]。2014年，美国宾夕法尼亚大学在实验室内采用可逆性电穿孔技术将Meso抗体的mRNA瞬时导入T细胞（为第1代Meso-CAR-T疗法）。将其输注给胰腺癌患者后，这些细胞可在患者体内扩增并杀伤肿瘤细胞[151]。

2018年，美国宾夕法尼亚大学利用第1代Meso-CAR-T细胞疗法治疗6名难治性、转移期的胰腺癌患者[152]。

（1）研究方法。不预先进行任何形式的化疗调理，给患者静脉注射Meso-CAR-T细胞，每周3次，持续3周。

（2）治疗后患者情况。①患者未出现细胞因子释放综合征或神经系统症状，也无剂量限制性毒性相关症状；②每次输注后都在患者血液中短暂地检测到Meso-CAR-T细胞，同时伴有IL-1、IL-6、IL-8和肝细胞生长因子水平升高；③1名患者的肝转移灶完全萎缩（胰腺肿瘤未受影响），2名患者的病情稳定（PFS分别为3.8个月和5.4个月），其余3名患者的病情继续进展。

（3）结论。①该疗法有效率达50%，而且没有引发患者的强烈不适；②Meso-CAR-T细胞疗法有作为一种胰腺癌治疗新方法的潜力，可通过多次使用来控制肿瘤的进展。

## 十一、鼻咽癌

鼻咽癌是一种发生于鼻咽部黏膜上皮的恶性肿瘤，常发生在鼻咽腔顶部和侧壁。鼻咽癌在中国南方和东南亚地区的发病率较高，标准治疗方法是放疗＋同步化疗。目前，局部晚期患者的一线新辅助化疗方案是使吉西他滨和顺铂联合治疗。这种疗法具有理想的肿瘤客观缓解率，但仍有部分患者面临复发和发生远处转移的风险。近年来，免疫疗法的出现为转移性鼻咽癌患者的治疗带来新希望。

### 1. 自体 CIK 细胞联合化疗

2015年，中国中山大学肿瘤防治中心采用自体CIK细胞联合化疗联合治疗转移期鼻咽癌患者[153]。患者的平均年龄为45岁，身体一般状态良好，肿瘤转移部位主要包括肝、肺、骨和淋巴结等。

（1）研究方法。全部患者接受4～6个疗程的吉西他滨联合顺铂化疗，每个疗程输注化疗药 2 次（每次间隔 1 周），每个疗程间隔 2 周。联合组纳入 112 名患者，在每个疗程化疗前抽取 50 mL 外周血，培养 2 周左右，单次输注 100 亿个 CIK 细胞。另 110 名患者只接受定期化疗，作为化疗组。

（2）治疗后患者情况。①化疗引起的不良反应发生率在两组间类似；CIK 细胞疗法引起的不良反应包括 32 名患者（29%）出现轻度发热、12 名患者（11%）出现轻度寒战，均在 6 小时内自行恢复；②联合组和化疗组的一年肿瘤控制率分别为 76% 和 70%，两年肿瘤控制率分别为 32% 和 25%，三年肿瘤控制率分别为 24% 和 17%；③联合组和化疗组患者的 PFS 分别为 21 个月和 15 个月，OS 分别为 32 个月和 23 个月。

（3）结论。①CIK 细胞疗法引起的不良反应较少，患者耐受性好；②在治疗后 3 年内，联合组的肿瘤控制率均高于化疗组；③联合组患者的 PFS 和 OS 都明显优于化疗组，说明自体 CIK 细胞免疫疗法可以有效维持疾病的稳定性，延长晚期鼻咽癌患者的生存期。

产生上述效果的机制可能包括：①当 CIK 细胞数量充足时，它们可以直接杀死潜在或残留的癌细胞，包括对化疗药具有抗性的细胞[154]；②输注的 CIK 细胞可通过产生炎症细胞因子（如 IL-2、IL-6 和 IFN-γ）来改善化疗患者的免疫状况，并增强对癌细胞的免疫监视能力，预防病情恶化[155]；③包括吉西他滨在内的许多化疗药，不仅可以直接杀死肿瘤细胞，而且可以使肿瘤细胞对免疫效应细胞更敏感[156]。

### 2. 自体 CTL 疗法

大多数鼻咽癌发病被认为与爱泼斯坦 - 巴尔病毒（Epstein-Barr virus，EBV）感染相关。在肿瘤内，检测到 EBV 的潜在膜蛋白 1（latent membrane proteins-1，LMP-1），LMP-2、EBV 核抗原 1（EBV nuclear antigen-1，EBNA-1）和 EBV 编码的小 RNA（EBV-encoded small RNA，EBER）都是 EBV 感染的直接证据。多种病毒蛋白在肿瘤细胞上的持续表达为使用病毒特异性 CTL 治疗肿瘤提供机会。

2012 年，意大利的尼瓜达卡格兰达医院采用 EBV-CTL 疗法治疗 11 名难治性、局部复发或转移性鼻咽癌患者[157]。患者的平均年龄 46 岁，肿瘤组织学检测结果为 EBV-LMP-1 和/或 EBER 阳性。

（1）研究方法。在应用 CTL 疗法的 30 天内，患者不接受放疗或化疗。收集患者的外周血单个核细胞和血浆，在实验室中使用 LMP、EBNA 和 EBER 等人工合成蛋白刺激并扩增 EBV-CTL，冻存备用。连续 4 天进行非清髓性化疗调理：第 1 至第 2 天使用环磷酰胺，第 4 天使用氟达拉滨。当达到严重的淋巴细胞减少症（即外周血淋巴细胞计数少于 2 亿个/升）时，将冷冻保存的 CTL 解冻并通过静脉输注给患者，同时输注 IL-2，每周 3 次。2 周后进行第 2 次输注，每次 CTL 的输注剂量为 4 亿个左右。

（2）治疗后情况。①非清髓性化疗调理后，有 4 名患者出现Ⅲ级中性粒细胞减少症，2 名出现Ⅱ级血小板减少症，1 名出现Ⅱ级贫血，6 名患者出现轻度疲劳和恶心；与 EBV-CTL 相关的不良反应是 2 名有眼部转移的患者出现眼眶炎症。②第 2 次 EBV-CTL 输注后，大多数患者的外周血淋巴细胞计数恢复到化疗调理前的水平。③第 2 次输注 EBV-CTL 细胞 4 周后，2 名患者的肿瘤部分萎缩（PFS 分别为 8 个月和 5 个月），4 名患者的病情稳定（平均 PFS 为 8 个月），这 6 名患者继续接受维持剂量的 EBV-CTL

输注，中位输注为 5 次。④肿瘤萎缩的 2 名患者，其血液中 EBV 的含量从治疗前的 1740 拷贝/毫升降到 154 拷贝/毫升。

（3）结论。①非清髓性化疗调理有利于 EBV-CTL 在患者体内继续扩增并持久存在；②患者至少接受 2 次 EBV-CTL 输注后，才出现 EBV-CTL 在体内大量扩增，临床有效率超过 50%；③患者血液中 EBV 的控制情况与 CTL 治疗后的鼻咽癌控制情况呈正相关。

2014 年，美国贝勒医学院使用自体 CTL 疗法治疗 38 名转移期鼻咽癌患者[158]。被纳入患者的中位年龄为 57 岁，其中，9 名患者的鼻咽癌出现局部转移，19 名患者的鼻咽癌出现远处转移，10 名患者的鼻咽癌同时出现局部和远处转移。

（1）研究方法。①先抽取每名患者 300 mL 外周血用于细胞培养。②开始使用 4 个疗程的非清髓性化疗调理。③使用人工合成的 EBV 抗原诱导和扩增患者 T 细胞，培养约 13 周后得到约 10 亿个 EBV-CTL，这些细胞混合了效应记忆性 T 细胞和中央记忆 T 细胞表型。④化疗结束 2～4 周后，将所得的细胞分为 6 次给患者进行静脉回输，即分别在第 0 周、第 2 周、第 8 周、第 16 周、第 24 周和第 32 周。⑤有 35 名患者的细胞培养成功，可以接受 EBV-CTL 输注。其中，24 名患者完成全部 6 个疗程的治疗，11 名患者由于细胞治疗期间肿瘤未见缓解而中断治疗。3 名患者的细胞未培养成功，只接受化疗。

（2）治疗后患者情况。①EBV-CTL 治疗最常见的毒性是轻度的疲劳和肌痛，未见严重不良反应；②输注 EBV-CTL 的患者经多次外周血检查均未发现细胞数量增多；③经过 30 个月的随访，38 名患者中，3 名患者的肿瘤完全萎缩、21 名患者的肿瘤部分萎缩，12 名患者的病情稳定，2 名患者的病情加重，肿瘤总体缓解率为 63%；④全部患者的一年生存率、两年生存率和三年生存率分别为 77%、63% 和 37%；⑤病情缓解的 24 名患者（指肿瘤完全萎缩和部分萎缩）的平均 PFS 为 7.6 个月，其中 5 名患者的 PFS 大于 34 个月。

（3）结论。①EBV-CTL 治疗的不良反应较小，患者可耐受；②输注的细胞未在患者血液中继续扩增，可能是由于这些细胞在淋巴结或肿瘤部位继续扩增，使患者的 PFS 和 OS 都明显延长。

# 第三节　肉　　瘤

肉瘤是一组少见的具有不同临床和病理特征的间叶组织来源的肿瘤，可分为软组织来源的肉瘤（如来源于脂肪、肌肉、神经、神经鞘、血管及其他结缔组织）和骨肉瘤。肉瘤约占儿童恶性肿瘤的 15%。许多肉瘤在早期即可发生血行转移。许多研究结果显示，肉瘤患者使用标准化疗后无明显的生存获益，因此，需要寻找与探讨细胞免疫疗法以改善患者的预后。对于难治性、复发或转移性肉瘤患者，德国明斯特大学报道的患者其平均 OS 为 8 个月[159]，德国斯图加特儿童和青少年医学诊所报道的患者其平均 OS 为 6 个月[160]。

## 1. CAR-T 细胞疗法

2015 年，德国肿瘤生物学和实验治疗研究所采用第 2 代 HER2-CAR-T 细胞疗法治疗 19 名 HER2 表达阳性的骨肉瘤患者[36]，这些患者均为难治性、复发性或转移性患者，平均年龄为 17 岁，KPS 评分均不低于 60 分。

（1）研究方法。对每名患者使用血细胞分离机采集约 10 亿个外周血单个核细胞。采用抗 CD3 抗体联合 IL-2 培养和扩增 T 细胞。2 周后获得的细胞中，63% 的为 CTL，32% 的为辅助性 T 细胞；从细胞成熟度上看，初始 T 细胞占 23%，效应记忆性细胞占 32%，中枢记忆性 T 细胞占 46%；从转染效率上看，65% 的为 HER2-CAR-T 细胞。输注 CAR-T 细胞前不进行化疗调理，患者接受 8 次静脉输注（每次间隔 6 周），剂量由 1 万个/平方米体表面积逐渐升高到 1 亿个/平方米体表面积。

（2）治疗后患者情况。①细胞输注后患者耐受良好，无剂量限制性毒性；②患者输注大于或等于 10 万个/平方米体表面积的细胞后，可在血液中检测到 CAR-T 细胞；③输注 100 万/平方米以上体表面积的细胞后，CAR-T 细胞可在患者血液和肿瘤中持续存在至少 6 周；④输注 8 次细胞后，患者血液中 CAR-T 细胞持续保持数量稳定多于 18 个月；⑤治疗后 14 个月内，3 名患者的肿瘤完全萎缩，4 名患者的病情稳定，12 名患者的病情加重；⑥患者的中位 OS 为 10 个月。

（3）结论。①整个疗程中，患者血液 CAR-T 细胞未见明显增多，可能与没有预先进行化疗调理相关；②CAR-T 细胞在患者体内持续存在的时间与输注的剂量呈正相关；③肿瘤控制率为 37%，提示 HER2-CAR-T 细胞疗法对部分患者有短期疗效；④本研究中患者的 OS 明显高于既往报道的，说明该疗法对患者的生存时间有一定的延长作用。

### 2. TCR-T 细胞疗法

纽约食管鳞状细胞癌－1（New York esophageal squamous cell carcinoma-1，NY-ESO-1）抗原在 80% 的滑膜细胞肉瘤中表达，提呈在 HLA-A * 0201 表面。但用重组 NY-ESO-1 肽[161]、编码全长 NY-ESO-1[162] 或重组 NY-ESO-1 蛋白的重组牛痘[163] 和鸡痘病毒[164] 制备的疫苗对癌症或肉瘤的治疗效果均不明显。

2011 年，美国国家癌症研究所通过 NY-ESO-1-TCR-T 细胞治疗 6 名 NY-ESO-1 和 HLA-A * 0201 表达阳性的难治性、转移期滑膜肉瘤患者[165]。

（1）研究方法。①对每名患者使用血细胞分离机采集约 10 亿个外周血单个核细胞；②采用抗 CD3 抗体 + IL-2 培养和扩增 T 细胞，使 T 细胞数量达到 10 亿个以上；③使用携带 NY-ESO-1-TCR 的逆转录病毒感染 T 细胞，再采用抗 CD3 抗体 + IL-2 培养，使 T 细胞继续扩增至 500 亿个以上，并使成品细胞中 NY-ESO-1-TCR-T 细胞的纯度大于 70%；④患者先接受为期 1 周的非清髓性化疗调理；⑤单次静脉输注全部成品细胞；⑥每 8 h 静脉注射 IL-2（72 万 IU/kg），直至机体出现严重的不良反应。

（2）治疗后患者的情况。①所有患者均经历了由化疗调理引起的短暂性中性粒细胞减少症、血小板减少症及与 IL-2 相关的短暂毒性，对症处理后均康复良好；未观察到 TCR-T 细胞对正常组织的毒性。②所有患者经首次治疗 1 个月后，在血液中都可以检测到 TCR-T 细胞，但已显著低于治疗初期。③ 4 名患者的肿瘤部分萎缩，PFS 分别为 5 个月、8 个月、10 个月和 18 个月，2 名患者的病情加重。④ 4 名肿瘤部分萎缩的患者接受再次治疗，但只有 1 名患者有效；2 次治疗都有效的那名患者在肿瘤复发后接受第 3 次治疗，但疗效甚微。

（3）结论。①本试验中未观察到 TCR-T 细胞对正常组织的毒性，说明该方法的安全性较高；②TCR-T 细胞可在患者体内存在 1 个月以上，体现非清髓性化疗调理的效果；③第 1 次、第 2 次和第 3 次使用该疗法对肉瘤治疗的客观缓解率分别为 67%、25% 和 0，说明第 1 次的治疗效果较好，第 2 次治疗时有一定价值，但第 3 次治疗时已几乎无价值；④尽管患者使用的 NY-ESO-1-TCR 细胞纯度都很接近且都较高，但不同患者之间的临床反应差异较大。

2015 年，美国国家癌症研究所又招募了 12 名转移性滑膜细胞肉瘤患者。

（1）研究方法。用同样的研究方法进行临床实验，并对 18 名患者（包括第 1 篇报道中的 6 名患者）的临床数据进行分析[166]。

（2）治疗后患者的情况。①12 名新患者经历了由化疗调理引起的短暂性中性粒细胞减少症、血小板减少症及与 IL-2 相关的短暂毒性，对症处理结束后所有患者均康复良好；未观察到 TCR-T 细胞对正常组织的毒性。②首次治疗后，18 名患者中 1 名患者的肿瘤完全缓解，10 名患者的肿瘤部分缓解，7 名患者的肿瘤恶化；③首次治疗有效的 11 名患者在肿瘤复发后再次接受治疗，但该治疗只对 1 名患者再次起效，且维持了 9 个月；其他 10 名患者的治疗无效；④再次治疗有效的那名患者在肿瘤复发后又接受第 3 次治疗，但效果甚微；⑤18 名患者的三年生存率和五年生存率分别为 38% 和 14%。

（3）结论。①新患者中出现的不良反应与第 1 篇报道的相似，未观察到 TCR-T 细胞对正常组织的毒性，说明该方法的安全性较高。②第 1 次治疗的患者肿瘤的客观缓解率为 61%，与第 1 篇报道的相差不大；第 2 次治疗的肿瘤客观缓解率为 9%，与第 1 篇报道中的数据相距甚远，这是在扩大了研究样本量后得到的修正结果，说明第 2 次治疗对患者的价值已经很小；第 3 次治疗对患者的病情无意义。③此研究中，TCR-T 细胞疗法可使转移期滑膜细胞肉瘤患者的三年生存率和五年生存率分别达到 38% 和 14%，说明该疗法可能具有较好的远期治疗效果。

# 第四节　血液肿瘤

血液肿瘤是来源于造血系统的一大类恶性肿瘤的统称，主要包括白血病、淋巴瘤和多发性骨髓瘤等。急性白血病与淋巴瘤近年来的发病率整体呈上升趋势，并出现年轻化倾向。血液肿瘤分型、分类比较复杂，常规治疗以放疗、化疗为主，辅以干细胞移植、靶向治疗等治疗方式；但复发和难治仍是血液肿瘤患者要面临的最大问题。目前免疫疗法已成为血液系统恶性肿瘤治疗的新型辅助疗法，对多种血液肿瘤都显现了较好的疗效。

## 一、白血病

白血病是一类来源于造血细胞的恶性肿瘤性疾病，按照发病急缓分为急性白血病和慢性白血病，在中国急性白血病更为常见。急性白血病起病急，病情发展迅速，若不及时治疗会威胁患者生命。急性髓细胞白血病是成年人中较常见的一种急性白血病，五年生存率仅为 40%～50%，尽管采用经典的多药联合化疗可以完全缓解，但大多数患者仍会复发[167]。此外，大多数急性髓细胞白血病患者的年龄超过 60 岁，出现合并症和化疗药物耐药的概率较高，因此，预后较差[168]。

目前，白血病的主流治疗方案是清髓性化疗联合异基因造血干细胞移植。主要面临的困难是基因型相合的造血干细胞供者寻找不易，只能先进行非清髓性化疗来控制白血病的进展，等待合适的造血干细胞移植供者。非清髓性化疗不能完全清除患者体内的病变细胞，而这些残留的白血病细胞（即微小残留病灶）是白血病患者最终复发的根源，因此，寻找方法尽可能地清理患者体内微小残留病灶意义重大，也是目前免疫细胞治疗研究的主要目标。

### 1. DC 疫苗

用白血病相关抗原制备 DC 疫苗，这些抗原包括蛋白酶 3 和威尔姆斯肿瘤蛋白 1（Wilms' tumor 1，WT1）等[169]。2001 年，比利时安特卫普大学报道了一种高效瞬时转染方法，通过可逆性电穿孔技术将编码白血病抗原的 mRNA 导入 DC，随后可在 DC 表面高效提呈[170]。随后的 10 年内，WT1-DC 疫苗成功地提高了小鼠的抗白血病免疫反应，被美国[171]、德国[172]和日本[173]科学家证实可以控制急性髓细胞白血病的进展。

2010 年，比利时安特卫普大学给 10 名急性髓细胞白血病患者接种了 WT1-DC 疫苗[174]。这些患者的血液标本均出现 WT1 升高和"微小残留病灶"，WT1-CTL 未被检出，IFN-γ 表达水平低于参考范围。

（1）研究方法。①通过血细胞分离机获取每名患者约 10 亿个单个核细胞；②借助免疫磁珠，分离得到单个核细胞；③在双细胞因子刺激下，将单个核细胞诱导为不成熟 DC；④通过可逆性电穿孔技术导入 WT1-mRNA，刺激 DC 成熟；⑤全部患者接受常规化疗，化疗结束后，8 名患者症状完全缓解，2 名患者症状部分缓解；⑥每 2 周给患者皮内注射 1 次 DC，每次注射剂量为 100 万个细胞/千克，直至病情恶化时停止。

（2）治疗后患者情况。①患者的疫苗注射部位出现轻度的炎症和红肿，未出现与 DC 疫苗注射相关的严重不良反应。②4 年内随访，有 8 名患者完全缓解，其中，4 名患者保持良好，另外 4 名患者的白血病复发；2 名部分缓解的患者在注射 DC 后其病情完全缓解（外周血 WT1 表达水平也恢复正常）。③4 年后对患者进行血液检测，6 名患者的病情完全缓解，其中 5 名患者的外周血 WT1-CTL 比例增加，IFN-γ 表达水平显著升高。

（3）结论。①WT1-DC 疫苗的不良反应轻微，患者的耐受性好；② WT1-DC 疫苗在 4 年内预防白血病复发的有效率为 60%；③2 名部分缓解的患者在注射 DC 疫苗后病情完全缓解，外周血 WT1 表达水平也恢复正常，说明该疗法对部分患者有治疗作用，且短期效果明显；④绝大多数完全缓解的患者其 WT1-CTL 比例增加，IFN-γ 表达水平显著升高，提示该种疫苗可以同时激发患者的抗原特异性免疫和非特异性免疫。

### 2. 自体 CIK 细胞联合化疗疗法

法国克劳德·伯纳德大学报道，对老年白血病患者采用一线化疗或一线化疗联合靶向药物治疗，其 OS 分别为 11 个月和 12 个月[175]。化疗药物的剂量限制和老年患者对化疗的耐受性降低是导致不良预后的主要因素。老年患者治疗的最终目标是改善其生活质量并延长生命，因此，探索化疗以外的特定疗法和支持治疗显得尤为重要。

2012 年，中国人民解放军总医院采用 CIK 细胞疗法治疗 20 名老年白血病患者[176]。患者接受常规化疗后，3 名患者的症状完全缓解、3 名患者的症状部分缓解、8 名患者的病情稳定、6 名患者的病情恶化。患者普遍存在全身不适、精神萎靡、食欲不振、关节疼痛等化疗不良反应。患者均可被检测出微小残留病灶，外周血中淋巴细胞亚群数量显著降低，血清 β2 - 微球蛋白和乳酸脱氢酶水平显著升高。

（1）研究方法。通过血细胞分离机获取每名患者 10 亿个以上的单个核细胞，采用抗 CD3 抗体联合 IL-2 培养 CIK 细胞，培养 2 周左右可获得 100 亿个以上的淋巴细胞，成品细胞以 CTL 和 NKT 细胞为主。每名患者接受 8 个疗程的 CIK 细胞治疗，每月为 1 个疗程。每个疗程被分为 2 天，每天给患者静脉回输 20 亿～30 亿个细胞，然后连续 10 天皮下注射 100 万单位 IL-2 以促进 CIK 细胞在体内继续扩增。

（2）治疗后患者情况。①在初次进行 IL-2 治疗的早期，3 名患者出现轻度不适和低热；未出现与 CIK 细胞输注相关的严重不良反应；②患者接受第 1 次细胞治疗 2 周后，外周血中总 T 细胞、CTL 和 NKT 细胞的比例较治疗前的显著增加，血清 β2 - 微球蛋白和乳酸脱氢酶水平显著降低；③接受 2 个疗程的细胞治疗后，患者的全身不适和关节疼痛减轻，精神状态改善，食物摄入增加，症状改善率高达 90%；④8 个疗程的 CIK 细胞疗法后，11 名患者的症状完全缓解，7 名患者的症状部分缓解，2 名患者的病情稳定；⑤患者的中位 OS 为 20 个月。

（3）结论。①CIK 细胞疗法的不良反应较小，患者的耐受性较好；②CIK 细胞疗法可明显改善患者的多种化疗后不良反应；③β2 - 微球蛋白和乳酸脱氢酶水平在恶性肿瘤患者中常显著升高[177]，患者接受细胞治疗后，两者水平均显著降低，说明白血病复发风险也随之降低；④经 8 个疗程 CIK 细胞疗法后，大部分患者的病情得到控制，说明 CIK 细胞疗法可以在化疗基础上进一步提升疗效，消除残留病灶；⑥经 CIK 细胞疗法后，患者的 OS 明显优于一线化疗或化疗联合靶向治疗的，提示 CIK 细胞疗法与化疗在提升远期疗效方面有明显的协同作用。

**3. 异体 NK 细胞联合化疗疗法**

2010 年，美国孟菲斯的圣裘德儿童研究医院对 10 名化疗后病情完全缓解的急性髓细胞白血病患儿采用异体 NK 细胞治疗[178]，观察患儿的疾病复发率。患儿的平均年龄为 2.5 岁，化疗后患儿均出现微小残留病灶。

（1）研究方法。筛选供者 NK 细胞杀伤性受体与受者 I 类 HLA 分子错配的捐赠者，借助血细胞分离机采集捐献者外周血单个核细胞，用免疫磁珠分离出 NK 细胞，用单克隆抗体联合 IL-2 扩增 NK 细胞以备用。患者先接受非清髓性化疗调理，化疗结束 7 天后，单次静脉输注 NK 细胞（3 000 万个细胞/千克），随后行 6 次皮下注射 IL-2（每天 100 万单位/平方米）。

（2）治疗后患者情况。①治疗后患儿的不良反应主要由非清髓性化疗引起，未出现与异体 NK 细胞输注相关的不良反应，也没有出现移植物抗宿主病（graft versus host disease，GVHD）；②注射 NK 细胞 2 周后，患儿血液中的异体 NK 细胞平均数量为 5 800 个细胞/毫升，在全部 NK 细胞中占 7%；注射 NK 细胞 4 周后，10 名患儿中仍有 3 名患儿外周血的异体 NK 细胞被检出，这些异体 NK 细胞在全部 NK 细胞中占 7%～30%；③治疗后 3 年内随访，所有患儿均处于病情完全缓解状态，且都没出现微转移。

（3）结论。①经过非清髓性化疗后，异体 NK 细胞在白血病患儿体内出现的排斥反应较小，且异体 NK 细胞可显著扩增及长期生存；②在本研究中，异体 NK 细胞疗法对预防白血病复发的作用显著。

2017 年，荷兰拉德布德大学对 10 名化疗后病情完全缓解的老年急性髓细胞白血病患者应用脐带血 NK 细胞治疗[179]，并观察患者的复发率。全部患者接受非清髓性化疗后，均可被检测出微小残留病灶，其中 2 名患者有中等复发风险、4 名患者有高复发风险、4 名患者有极高复发风险。

（1）研究方法。治疗使用的 NK 细胞来自基因半相合的脐带血。利用单克隆抗体和 IL-2 等进行单个核细胞培养，专一性地扩增 NK 细胞。患者在化疗结束 3 天后单次静脉输注 NK 细胞，剂量为 300 万～3 000 万个细胞/千克。

（2）治疗后患者情况。①输注细胞后患者耐受良好，未出现 GVHD 或其他毒性。②输注细胞 8 天后，在患者外周血中仍可检测到异体 NK 细胞数量持续增多。③随访 5 年发现，5 名患者的病情处于完全缓解，且 PFS 已分别超过 16 个月、22 个月、48 个月、52 个月和 60 个月；另 5 名患者均出现白血病复发，中位复发时间为 12 个月，平均存活时间为 14.2 个月。

（3）结论。①输注的脐带血 NK 细胞不会被患者的免疫系统强烈排斥，也不会引起 GVHD，而是在体内继续扩增；②对于病情处于完全缓解状态、但可检测出微小残留病灶的白血病患者，单次脐带血 NK 细胞疗法在 1 年内预防白血病复发的有效率至少为 50%。

### 4. 第 1 代 CAR-T 细胞疗法

美国宾夕法尼亚大学有 2 项研究报道。第 1 项研究是尝试性治疗 2 名 B 细胞白血病患儿，主要探讨 CAR-T 细胞疗法的安全性。第 2 项研究将患者人数扩大到 30 名，主要探讨 CAR-T 细胞疗法的有效性。

2013 年，第 1 项研究[180]的研究者用 CD19-CAR-T 细胞疗法治疗 2 名急性 B 细胞白血病患儿。患儿均为女孩，第 1 名 7 岁，化疗药物均已失效且不适合进行同种异体造血干细胞移植；第 2 名 10 岁，同种异体造血干细胞移植后白血病复发，并且对多种单克隆抗体药物已经耐药。

（1）研究方法。①抽取每名患儿血液 50 mL，分离单个核细胞后，通过抗 CD3 抗体联合 IL-2 的方法扩增 T 淋巴细胞。②将携带 CD19-CAR 基因的慢病毒载体加入培养体系，感染 T 细胞。③继续使用抗 CD3 抗体联合 IL-2 扩增 CD19-CAR-T 细胞，成品中 CD19-CAR-T 细胞的纯度为 12%。④第 1 名患儿不进行化疗调理，直接单次静脉回输细胞，剂量为 1 亿个细胞/千克；第 2 名患儿先接受非清髓性化疗调理，再单次经静脉回输细胞，剂量为 1 000 万个细胞/千克。

（2）治疗后第 1 名患儿的情况。①输注细胞后患儿出现低热，并在第 4 天发展为高热，使用托珠单抗抢救后脱离危险；②在输注细胞 2 周内，外周血中 CAR-T 细胞显著增多；③细胞输注 2 周后，在骨髓中鉴定出 CD19-CAR-T 细胞，且表达水平较高并持续至少 6 个月；④细胞输注 1 个月后，病情达到完全缓解，同时 B 淋巴细胞也被完全清除，PFS 超过 9 个月（其间 B 细胞始终没有恢复）。

治疗后第 2 名患儿的情况：①输注细胞第 6 天患儿出现低热、肌肉疼痛和意识不清，症状在数天内自行缓解；②在输注细胞 2 周内，外周血中 CAR-T 细胞显著增多；③细胞输注 2 周后，在骨髓中鉴定出 CD19-CAR-T 细胞，且表达水平较高并持续至少 6 个月；④细胞输注 1 个月后，病情达到完全缓解，同时 B 淋巴细胞也被完全清除，PFS 为 2 个月（其间和之后 B 细胞始终没有恢复）。

（3）结论。①第 1 代 CD19-CAR-T 细胞可引起强烈的细胞因子释放综合征（细胞因子表达谱与既往文献报道的相似[181]），抢救措施准备充足可以保证患者安全；②第 1 代 CD19-CAR-T 细胞能在患者体内高水平增殖及长期存在，具有显著的抗白血病活性，同时 B 细胞被清除得比较彻底且难以恢复；③第 2 名患儿因出现新的恶性胚系 B 细胞且导致白血病复发，既往文献有过类似报道[182]，此种情况在成年患者中尚未被发现。

2014 年，第 2 项研究的[183]研究者使用 CAR-T 细胞疗法治疗 30 名 B 细胞白血病患者，其中包括 12 名女性和 18 名男性患者，平均年龄为 14 岁，纳入原则包括难治性疾病、找不到合适的造血干细胞移植供者、造血干细胞移植后复发及对多种单克隆抗体药物耐药等。

（1）研究方法。参考第 1 项研究中第 1 名患儿的治疗经验设计此试验。由于该患者在输注细胞后短期内出现严重的细胞因子释放综合征，本研究中使用的细胞剂量有所减少。①抽取每名患者血液 50 mL，分离单个核细胞后通过抗 CD3 抗体联合 IL-2 的方法扩增 T 淋巴细胞；②将携带 CD19-CAR 基因的慢病毒载体加入培养体系，感染 T 细胞；③继续使用抗 CD3 抗体联合 IL-2 扩增 CD19-CAR-T 细胞，成品中 CD19-CAR-T 细胞的纯度约为 12%；④所有患者均不进行化疗调理，单次静脉回输剂量为 76 万～2 100 万个细胞/千克。

（2）治疗后患者情况。①所有患者均出现细胞因子释放综合征，27% 患者的症状比较严重（与输注前较高的肿瘤负荷相关，使用托珠单抗治疗后缓解），73% 患者的症状为自限性（高热和肌肉疼痛可在几天内自行缓解，不需要使用托珠单抗抢救治疗）。②13 名患者发生失语症、精神错乱、谵妄和幻觉等脑病症状，出现的时间通常在细胞因子释放综合征后，可在 2～3 天自行缓解；脑病持续时间及细胞因子释放综合征的严重程度与患者是否接受托珠单抗治疗无关。③治疗 6 个月内，27 名（90%）患者的症状完全缓解，同时 B 淋巴细胞也被完全清除，持续缓解 2 年以上；治疗 6 个月后，患者的疾病缓解率为 78%。④在 3 名治疗无效的患者中发现，血液中 B 淋巴细胞数量先降低而后恢复。

（3）结论。①由于减少了细胞治疗的剂量，本研究中大多数患者出现的细胞因子释放综合征较轻且为自限性，达到减少不良反应的目的；②患者在接受 CAR-T 细胞疗法后出现脑病的机理尚未明确，既可能由 CAR-T 细胞直接介导，也可能由细胞因子介导，有待进一步研究；③在此研究中，白血病患者的半年缓解率显著高于美国 FDA 公布的单纯化疗的半年缓解率（25%），说明 CAR-T 细胞疗法比化疗具有更强的短期疗效；④90% 的患者的病情可以完全缓解 2 年以上，说明该疗法还具有理想的远期疗效。

### 5. 第 2 代 CAR-T 细胞疗法

与第 1 代 CD19-CAR-T 细胞相比，第 2 代 CD19-CAR-T 细胞的扩增性和在体内的持久性有所下降，但细胞因子介导的毒性反应更为温和，甚至可以使 B 细胞随时间而逐渐恢复正常。

2011 年，美国宾夕法尼亚大学采用第 2 代 CD19-CAR-T 细胞疗法治疗 3 名进展期慢性 B 淋巴细胞白血病患者[23]。患者均为男性，平均年龄为 69 岁。其中，2 名患者的 p53 基因缺失，预示着对传统疗法反应不良且进展迅速[184]。3 名患者的肿瘤负荷均较大，包括广泛的骨髓浸润（40%～95%）和淋巴结肿大。

（1）研究方法。①抽取每名患者血液 100 mL，分离单个核细胞后通过抗 CD3 抗体联合 IL-2 的方法扩增 T 淋巴细胞；②将携带 CD19-CAR 基因的慢病毒载体加入培养体系，感染 T 细胞；③继续使用抗 CD3 抗体联合 IL-2 扩增 CD19-CAR-T 细胞，成品中 CD19-CAR-T 细胞的纯度约为 10%；④所有患者接受非清髓性化疗调理；⑤4 天后，3 名患者接受单次静脉注射细胞，细胞剂量分别为 11 亿个、5.8 亿个和 1 400 万个，治疗过程中不联用 IL-2。

（2）治疗后患者情况。①治疗过程中没有患者出现细胞因子释放综合征。②治疗 6 个月后检测 3 名患者的血液，发现 CAR-T 细胞数量比治疗初期扩增逾 1 000 倍，均未检测到成熟 B 细胞。③治疗 18 个月后，2 名患者的病情完全缓解，PFS 分别超过 10 个月和 11 个月；1 名患者的病情部分缓解，PFS 为 7 个月；3 名患者的血液和骨髓中均可以检测出成熟 B 细胞。

（3）结论。①患者对第 2 代 CD19-CAR-T 细胞的耐受性较好，治疗中未出现细胞因子释放综合征；②第 2 代 CD19-CAR-T 细胞在体内可持续扩增 6 个月以上，体现良好的生物活性和对肿瘤的高敏感性；③从目前数据看，第 2 代 CD19-CAR-T 细胞疗法的有效率为 100%，患者的 PFS 超过 7 个月，治疗 6～18 个月后，患者血液中的 B 细胞可逐渐恢复。

2013 年，美国纪念斯隆·凯特琳癌症中心有 2 项研究，均先使用环磷酰胺进行免疫诱导，再输注自体第 2 代 CD19 特异性 CD28 /CD3ζ 双信号 CAR-T 细胞以治疗复发性急性 B 细胞白血病患者。第 1 项研究治疗 5 名成年患者；其中的 4 名患者在 CD19-CAR-T 细胞疗法取得显著疗效后，接受异基因造血干细胞移植，均被治愈；第 2 项研究治疗了 16 名成年患者，有 14 名患者的白血病完全缓解，其中的 7 名患者随后接受异基因造血干细胞移植，均被治愈。

第 1 项研究[185]使用第 2 代 CD19-CAR-T 细胞疗法治疗 5 名难治性急性淋巴细胞白血病的成年患者。

（1）研究方法。①用血细胞分离机获取每名患者 10 亿个外周血单个核细胞；②通过抗 CD3 抗体联合 IL-2 的方法扩增 T 淋巴细胞；③将携带 CD19-CAR 基因的慢病毒载体加入培养体系，感染 T 细胞；④继续使用抗 CD3 抗体联合 IL-2 扩增 CD19-CAR-T 细胞，成品中 CD19-CAR-T 细胞的纯度约为 10%；⑤对所有患者输注环磷酰胺以进行免疫诱导；⑤4 天后，单次经静脉给患者注射细胞，剂量为 150 万～300 万个细胞/千克。

（2）治疗后患者情况。①细胞因子释放综合征在治疗的第 3 至第 5 天开始出现，2 名治疗前肿瘤负荷最高的患者的症状最严重（但使用激素治疗后逐渐恢复），1 名患者血清细胞因子水平的升高幅度较小，2 名患者的细胞因子无明显变化；②治疗后 3～

8 周内，全部患者外周血和骨髓内 CD19-CAR-T 细胞持续处于峰值状态而不衰减；③治疗后 8～59 天，全部患者病情评估均为完全缓解；④ 1 名患者治疗 90 天后因白血病复发而结束临床观察，其余 4 名患者由于找到基因型相合的造血干细胞供者而在治疗的第122 天中断了临床观察；⑤接受造血干细胞移植的 4 名患者使用大剂量的类固醇（避免GVHD 发生）后，CD19-CAR-T 细胞在患者体内迅速消失，外周血 B 细胞水平逐渐恢复正常。

（3）结论。①第 2 代 CAR-T 细胞引发的细胞因子释放综合征与患者的白血病负荷呈正相关，单纯使用类固醇激素即可迅速缓解细胞因子释放综合征；②经过免疫诱导后输注的第 2 代 CAR-T 细胞，可在患者体内扩增并维持一段时间；③对于常规治疗失效且疾病快速进展的 B 细胞白血病患者，通过单次输注第 2 代 CAR-T 细胞可迅速实现病情的完全缓解，为异基因造血干细胞移植创造机会；④细胞因子释放综合征与 CAR-T 细胞疗法的疗效相关性较小；⑤使用高剂量类固醇类药物可显著减少 CAR-T 细胞扩增数量，有助于 B 细胞功能的快速恢复。

2014 年，第 2 项研究[186]使用第 2 代 CD19-CAR-T 细胞疗法治疗 16 名复发、难治性急性 B 细胞白血病成年患者（包括 12 名男性患者和 4 名女性患者），中位年龄为 50 岁。

（1）研究方法。①用血细胞分离机获取每名患者 10 亿个外周血单个核细胞；②通过抗 CD3 抗体联合 IL-2 的方法扩增 T 淋巴细胞；③将携带 CD19-CAR 基因的慢病毒载体加入培养体系，感染 T 细胞；④继续使用抗 CD3 抗体联合 IL-2 扩增 CD19-CAR-T 细胞，成品中 CD19-CAR-T 细胞的纯度约为 24%；⑤给所有患者输注环磷酰胺，进行免疫诱导；⑤免疫诱导 4 天后，给予患者单次静脉注射细胞，剂量为 300 万个细胞/千克。

（2）治疗后患者情况。① 6 名患者在 CAR-T 细胞输注约 24 h 后开始发热，对症处理（给 3 名患者使用高剂量类固醇治疗，3 名患者使用托珠单抗治疗）后在数天内缓解。②治疗后 1～2 周，所有患者血液中 CAR-T 细胞的数量达到峰值（使用托珠单抗治疗的患者的 CAR-T 细胞数量与未出现发热者的相似，而使用类固醇治疗的患者的 CAR-T 细胞数量减少至 1/5），然后在 2～3 个月逐渐降低至检测不到。③治疗 3 个月后，14 名患者的白血病症状完全缓解，2 名患者的治疗无效。④14 名完全缓解的患者中，7 名患者继续接受异基因造血干细胞移植，均实现临床治愈；其余患者不具备接受造血干细胞移植的条件，结局不明。

（3）结论。①第 2 代 CD19-CAR-T 细胞疗法引起细胞因子释放综合征的概率为38%，使用高剂量类固醇和托珠单抗均可良好控制，但类固醇会严重影响 CAR-T 细胞在体内的扩增；②第 2 代 CD19-CAR-T 细胞能在体内快速扩增约 2 周，然后持续存在约3 个月；③本研究中，第 2 代 CD19-CAR-T 细胞疗法的整体有效率达 88%；④经第 2 代CD19-CAR-T 细胞疗法获得完全缓解的患者，继续接受异基因造血干细胞移植的成功率为 100%。

## 二、淋巴瘤

淋巴瘤是起源于淋巴结和结外淋巴组织的恶性肿瘤，是中国常见的十大肿瘤之一，淋巴结、扁桃体、脾及骨髓最易受到累及。根据病理特征，淋巴瘤可分为霍奇金淋巴瘤和非霍奇金淋巴瘤两大类；根据淋巴细胞起源，淋巴瘤可分为 B 细胞淋巴瘤、T 细胞淋巴瘤和 NK 细胞淋巴瘤。无痛性、进行性淋巴结肿大和局部肿块是淋巴瘤的特征性临床表现，可伴有某些器官的受压迫症状。化疗和自体造血细胞移植是治疗淋巴瘤的有效方法：①患者先接受非清髓性化疗，使骨髓中残余肿瘤细胞降至 1‰ 以下；②尽可能多地获取外周血单个核细胞，分离出大量的造血干细胞和淋巴细胞以储存备用；③再使用清髓性化疗，以完全清除体内残余淋巴瘤细胞和骨髓细胞；④回输造血干细胞和淋巴细胞，重建造血系统和免疫系统。然而，仍有相当一部分淋巴瘤患者最终复发，可能与治疗方案不规范、对化疗药物产生耐药、免疫系统重建不良或不足相关。

**1. 自体 CIK 细胞联合化疗疗法**

2012 年，中国人民解放军总医院采用自体 CIK 细胞联合化疗治疗了 9 名老年弥漫大 B 细胞淋巴瘤患者[187]（包括 7 名男性患者和 2 名女性患者），平均年龄为 83 岁。治疗前患者的外周血淋巴细胞亚群基本正常，血清 β2 - 微球蛋白和乳酸脱氢酶水平显著高于参考范围，平均 KPS 评分超过 80 分。

（1）研究方法。该研究采用非清髓性化疗将肿瘤负荷控制在较小程度后，长期使用免疫增强疗法来保持对肿瘤强大的免疫压力，进而预防淋巴瘤复发。每名患者先接受 4 个疗程的化疗，化疗后 2 名患者的淋巴瘤完全缓解、7 名患者的部分缓解。这些患者再接受 8 个疗程的 CIK 细胞治疗，具体方案为：①抽取每名患者 50 mL 外周血，采用抗 CD3/CD28 双抗体联合 IL-2 培养约 2 周，细胞数量达到 50 亿～100 亿个后经静脉回输给患者；②每月输注 1 次细胞，每次输注后连续 10 天经皮下注射 IL-2（0.1 U/d）；③在前 1 次输注细胞后 2 周，再次收集 50 mL 外周血，用于制备下一个疗程的 CIK 细胞。

（2）治疗后患者情况。①细胞治疗后，患者的生命体征和肝、肾功能与治疗前的无明显差异；首次给予 IL-2 注射后，2 名患者出现轻度疲劳和低热，对症处理后当天即可缓解；②化疗结束后，患者外周血的主要淋巴细胞亚群数量普遍低于参考范围，首次 CIK 细胞疗程后，患者总 T 细胞、CTL 和 NKT 细胞的比例都显著增加；③化疗结束后，患者血清中 β2 - 微球蛋白和乳酸脱氢酶水平显著降低，首次 CIK 细胞疗法结束后这 2 项指标继续降低；④化疗结束后，患者的平均 KPS 评分为 60 分，8 个疗程 CIK 细胞疗法结束后患者的平均 KPS 评分约为 90 分；⑤8 个疗程 CIK 细胞疗法结束后，全部患者的淋巴瘤症状完全缓解。

（3）结论。①多疗程 CIK 细胞疗法的副作用较小，患者的耐受性较好；②单疗程 CIK 细胞疗法即可显著增加患者外周血淋巴细胞亚群的比例，降低与 B 细胞淋巴瘤复发相关的指标；③ CIK 细胞疗法可以改善患者因化疗引起的生活质量低下，8 个疗程的 CIK 细胞疗法可以使患者生活质量恢复到接近正常人的水平；④CIK 细胞疗法与化疗在控制淋巴瘤病情方面有显著的协同作用，显示良好的短期疗效。

**2. 第 1 代 CAR-T 细胞疗法**

细胞表面抗原 CD20 是免疫疗法中极有吸引力的靶标，存在于 90% 以上的 B 细胞淋巴瘤表面并以高拷贝数表达[188]。2004 年，美国弗雷德·哈钦森癌症研究中心发明第 1 代 CD20-CAR-T 细胞疗法，用编码抗 CD20 抗体的质粒转染外周血单个核细胞来制造 CD20-CAR-T 细胞，可选择性杀死 CD20$^+$ 细胞，根除小鼠体内接种的人类 B 细胞淋巴瘤[189]。

2008 年，美国弗雷德·哈钦森癌症研究中心使用第 1 代 CD20-CAR-T 细胞疗法治疗 7 名复发性 B 细胞淋巴瘤患者[190]（包括 6 名男性患者和 1 名女性患者，予以编号 1—7 号），平均年龄为 55 岁，Ⅱ期、Ⅲ期和Ⅳ期患者分别为 1 人、1 人和 5 人。

（1）研究方法。①患者先接受非清髓性化疗，使骨髓中残余肿瘤细胞降至 1‰ 以下；②尽可能多地使用血细胞分离机分离外周血单个核细胞；③使用抗 CD3 联合 IL-2 扩增 T 淋巴细胞，培养 4 天；④采用电转染的方法，将编码抗 CD20 抗体的质粒（带筛选标记）转染进 T 淋巴细胞；⑤使用抗 CD3 联合 IL-2 筛选扩增转染阳性的细胞，直至数量达到 50 亿～100 亿个；⑥每名患者以递增剂量静脉回输 CAR-T 细胞 3 次（剂量分别为 1 亿个/平方米、10 亿个/平方米和 33 亿个/平方米，间隔 2～5 天），其中，4—7 号患者还连续 14 天接受皮下低剂量注射 IL-2，以增强疗效。

（2）治疗后患者情况。①化疗结束后，1 号和 4 号患者的淋巴瘤症状完全缓解，2 号、6 号和 7 号患者的部分缓解，3 号和 5 号患者的病情稳定；②输注 CAR-T 细胞后，全部患者未出现 CAR-T 细胞疗法引起的不良反应，4—7 号患者出现与 IL-2 注射相关的轻度症状（出现感冒的有 1 人、发热的有 1 人、注射部位出现皮肤反应的有 2 人），停止注射 IL-2 后均自行缓解；③1—3 号患者体内 CAR-T 细胞的存活时间为 1～3 周，4—7 号患者体内 CAR-T 细胞的存活时间为 5～9 周，患者外周血 B 细胞水平均无显著变化；④1 号患者的淋巴瘤症状完全缓解达 13 个月，4 号患者的症状完全缓解时间为 3 个月，6 号患者的病情继续好转（部分缓解），其余 4 名患者的病情稳定。

（3）结论。①无论是否配合使用 IL-2，第 1 代 CD20-CAR-T 细胞的不良反应都较轻；②配合使用 IL-2 以后，CAR-T 细胞在体内存活时间可延长约 6 周；③CD20-CAR-T 细胞只清除 B 细胞淋巴瘤中的瘤细胞而不杀伤正常 B 细胞，可能是由于瘤细胞比正常 B 细胞脆弱，抵抗力较差；④第 1 代 CD20-CAR-T 细胞疗法的有效率为 43%；⑤尚有 4 名患者在 CAR-T 细胞疗法后病情未缓解，可能原因包括 CAR-T 细胞数量不足、来自正常 B 细胞的 CD20 抗原竞争、CAR-T 细胞难以准确定位癌变细胞、细胞表面 CAR 表达量不足等。

### 3. 第 2 代 CAR-T 细胞疗法

2012 年，美国国家癌症研究所使用第 2 代 CD19-CAR-T 细胞疗法治疗 8 名 B 细胞淋巴瘤患者[191]。

（1）研究方法。①使用血细胞分离机尽可能地多分离患者的外周血单个核细胞；②进行非清髓性化疗调理 1 周；③使用抗 CD3 抗体联合 IL-2 扩增 T 淋巴细胞；④将携带 CD19-CAR 的小鼠干细胞病毒感染 T 淋巴细胞；⑤使用抗 CD3 抗体联合 IL-2 继续扩增 T 淋巴细胞，直至数量达到 50 亿～100 亿个；⑥每名患者单次静脉回输第 2 代 CD19-CAR-T 细胞，平均剂量为 1 700 万个细胞/千克；⑦每 8 小时静脉注射 72 万单位/千克的 IL-2 以增强疗效，直至出现明显的不良反应。

（2）治疗后患者情况。①患者经历的不良反应（如感冒、发热、注射部位炎症等）与 IL-2 给药相关，停止使用 IL-2 后大部分不良反应很快消退；②应用 CAR-T 细胞疗法 3 个月内，1 名患者的症状完全缓解（PFS 为 15 个月）、6 名患者的症状部分缓解（PFS 分别为 18 个月以上、12 个月、7 个月、7 个月、7 个月以上和 8 个月以上），1 名患者的病情稳定（PFS 为 6 个月）。

（3）结论。①第 2 代 CD19-CAR-T 细胞的副作用小，患者的耐受性好；②该疗法的疾病缓解率为 88%，显示了良好的短期疗效。

2017 年，美国莫菲特癌症中心报道了一个多中心研究成果[192]，他们采用第 2 代 CD19-CAR-T 细胞疗法治疗 7 名难治性、弥漫大 B 细胞淋巴瘤患者。患者的平均年龄为 52 岁，包括 5 名男性患者和 2 名女性患者，KPS 评分为 0～1 分，Ⅰ期、Ⅱ期、Ⅲ期和Ⅳ期患者分别有 2 名、1 名、2 名和 2 名。

（1）研究方法。①患者先接受常规剂量的化疗，使骨髓中残余肿瘤细胞降至 1‰以下；②使用血细胞分离机尽可能多地分离外周血单个核细胞，每名患者获得 50 亿～100 亿个细胞；③使用抗 CD3 联合 IL-2 扩增 T 淋巴细胞，培养 4 天；④将携带 CD19-CAR 的逆转录病毒加入培养体系，转染 T 淋巴细胞；⑤使用抗 CD3 联合 IL-2 再次扩增约 8 天，直至细胞数量达到 50 亿～100 亿个，然后冷冻保存，待回输前才复苏使用；⑥患者接受 3 天非清髓性化疗；⑦化疗结束 3 天后，按每千克体重 200 万个 CAR-T 细胞进行静脉输注。

（2）治疗后患者情况。①输注 CAR-T 细胞 2 周内，患者外周血的 CAR-T 细胞数量达到峰值，细胞因子释放综合征和神经毒性也较严重；1 名患者出现 4 级细胞因子释放综合征和脑病（如肢体震颤、嗜睡、失语等），1 名患者发生 3 级细胞因子释放综合征，4 名患者发生脑病；使用托珠单抗和/或皮质类固醇治疗，患者的所有症状在 1 个月内陆续缓解，体内 CAR-T 细胞的数量未受明显影响。②治疗 1 个月后，4 名患者的淋巴瘤症状完全缓解（其中 3 名患者的 PFS 超过 12 个月），1 名患者的淋巴瘤症状部分缓解（PFS 为 3 个月），这 5 名患者的 B 细胞发育不良和低球蛋白血症持续存在；另外 2 名患者的治疗无效。

（3）结论。①输注的第 2 代 CD19-CAR-T 细胞在体内可快速扩增，患者出现较多的严重不良反应；②脑病的发生可能有 2 个原因：治疗产生的细胞因子被动扩散，进入中枢神经系统[193]或活化的 CAR-T 细胞通过血脑屏障并在脑内局部产生细胞因子[194]；③托珠单抗和/或皮质类固醇治疗可控制治疗引发的不良反应，但又不严重影响 CAR-T 细胞数量；④CAR-T 细胞具有强大的短期疗效，单次治疗 1 个月后的淋巴瘤症状的缓解率达 71%。

### 4. 第 3 代 CAR-T 细胞疗法

虽然第 1 代 CD20-CAR-T 细胞的安全性和耐受性好，但其体外扩增效率低下，抗肿瘤活性和持久性一般。在美国弗雷德·哈钦森癌症研究中心准备开始第 2 代 CD20-CAR-T 细胞临床疗效探索时，美国贝勒医学院抢先报道了第 2 代 CD19-CAR-T 细胞的基础研究成果，证实其具有更好的体内扩增和持久性[195]，但相比之下仍不及弗雷德·哈钦森癌症研究中心在 2007 年报道的第 3 代 CD20-CAR-T 细胞的基础研究结果好[196]。因此，弗雷德·哈钦森癌症研究中心直接在临床上开始第 3 代 CD20-CAR-T 细胞的小规模临床疗效研究。

2012 年，美国弗雷德·哈钦森癌症研究中心使用第 3 代 CD20-CAR-T 细胞疗法治疗 4 名Ⅳ期 B 细胞淋巴瘤患者（包括 3 名套细胞淋巴瘤和 1 名滤泡性淋巴瘤患者[197]）。受试者为 4 名男性患者，1 号、2 号、3 号和 4 号患者的年龄分别为 65 岁、80 岁、62 岁和

28 岁，治疗前患者均接受大剂量的化疗。其中，1 号和 3 号患者还接受自体造血干细胞移植，1～4 号患者病情分别处于淋巴瘤部分缓解、病情稳定、完全缓解和病情稳定。

（1）研究方法。①患者先接受大剂量化疗，使骨髓中残余肿瘤细胞降至 1‰以下；②使用血细胞分离机尽可能多地分离外周血单个核细胞；③使用抗 CD3 联合 IL-2 扩增 T 淋巴细胞，培养 4 天；④采用电转染的方法，将编码抗 CD20 抗体的质粒（带筛选标记）转染进 T 淋巴细胞；⑤使用抗 CD3 联合 IL-2 筛选扩增转染阳性的细胞，直至数量达到 50 亿～100 亿个；⑥每名患者单次静脉输注环磷酰胺进行免疫诱导；⑦免疫诱导结束 2 天后，每名患者以递增剂量静脉回输 3 次 CAR-T 细胞（剂量分别为 1 亿个/平方米、10 亿个/平方米和 33 亿个/平方米，每次间隔 2～5 天），同时连续 14 天低剂量皮下注射 IL-2 以增强疗效（每天 2 次）。

（2）治疗后患者情况。①大多数不良反应是与环磷酰胺和 IL-2 相关的 1～2 级毒性；此外，2 号患者在第 2 次细胞输注后立即出现发热（39.2 ℃）和直立性低血压，第 3 次输注后出现发热（39.9 ℃）和轻度低氧血症；②在治疗后 3.5 个月内，2 号、3 号和 4 号患者的淋巴瘤完全缓解（PFS 分别为 12 个月、24 个月和 12 个月），1 号患者的淋巴瘤部分缓解（PFS 为 12 个月）；③第 3 代 CD20-CAR-T 细胞在体内存活的平均时间超过 1 年，峰值时的细胞数量占外周血总 T 细胞数量的 3%～4%；④患者外周血 B 细胞在治疗期间均未显著减少。

（3）结论。①第 3 代 CD20-CAR-T 细胞引发严重的细胞因子释放综合征的概率为 25%；②第 3 代 CD20-CAR-T 细胞疗法的淋巴瘤缓解率达 100%，表现强大的短期疗效；③该疗法可以选择性地清除癌变的 B 细胞，对正常 B 细胞的保护较好。

# 第五节　脑 胶 质 瘤

脑胶质瘤是常见的原发性颅内恶性肿瘤，来源于神经外胚叶衍化的胶质细胞。世界卫生组织将脑胶质瘤分为 1（恶性程度最低、预后最好）～4 级（恶性程度最高、预后最差）。胶质母细胞瘤属于 4 级胶质瘤，其肿瘤呈浸润性生长，可出现于脑内各部位，治疗十分困难。未经治疗的脑胶质母细胞瘤患者的平均 OS 为 45 周[198]；即使接受标准治疗（包括手术、放疗和化疗），脑胶质母细胞瘤患者的平均 OS 仅为 60 周[199]。目前，脑胶质瘤治疗仍以手术为主，但术后复发率较高；若要比较彻底地控制脑胶质瘤手术后残留的微病灶，只能寄希望于放疗、化疗或人体自身免疫细胞能够通过血脑屏障进入脑组织来杀灭残余瘤细胞。替莫唑胺是对脑胶质瘤有明确疗效的一种化疗药物，但实际疗效仍欠佳。

相同病理类型的患者之间，以及同一胶质母细胞瘤内部的肿瘤细胞之间都存在高度异质性[200]。尽管学界已鉴定出几种与脑胶质母细胞瘤相关的抗原，但种类仍然较少，目前使用肿瘤裂解产物作为免疫治疗的靶点在防止肿瘤逃逸方面更有优势。2009 年，美国希望之城综合癌症中心在鼠肿瘤模型中发现，在 DC 的协助下，胶质母细胞瘤可以被 CTL 和 NK 细胞识别并杀死。

### 1. 肿瘤裂解产物介导的 DC 疫苗

2011 年，中国台湾长庚纪念医院利用自体 DC 疫苗治疗 Ⅳ 期脑胶质母细胞瘤患者[201]。全部患者均已接受脑科手术并切除了肿瘤。

（1）研究方法。DC 组纳入 16 名患者（包括男性患者和女性患者各 8 名），新诊断患者和复发性患者各 8 名，平均年龄为 45 岁。疫苗制备和注射方法为：①在患者手术前利用血细胞分离机分离、收集 10 亿～100 亿个外周血单个核细胞，过夜培养得到的贴壁细胞为单个核细胞；②单核细胞在细胞因子诱导下分化为未成熟 DC；③在患者手术后 3 h 内，将切除的肿瘤组织冲洗干净，切碎并用胶原酶消化得到肿瘤细胞；④通过离心收集单个肿瘤细胞和微小肿瘤碎片，体外培养传代至细胞数量达到约 1 亿个；⑤将胶质瘤细胞进行 IFN-γ 和热休克处理以增强免疫原性，再用 100 Gy 射线照射使其丧失增殖能力；⑥取相同数量的未成熟 DC 和自身胶质瘤细胞混合培养 24 h，诱导 DC 成熟；⑦离心，收集，将所得的成熟 DC 分为 12 等份，冻存备用；⑧在 6 个月内，给每名患者接种 10 次 DC 疫苗。每次皮下注射 1 000 万～6 000 万个 DC（等份细胞）。另 63 名患者作为对照组。

（2）治疗后患者情况。①在接种疫苗期间，几乎 DC 组全部患者出现注射部位红肿，伴发热、头痛、恶心和呕吐等不良反应，其中 8 名患者出现血清转氨酶水平升高，9 名患者出现一过性淋巴细胞减少症，未经特殊处理均自行恢复；②DC 组和对照组患者的中位 OS 分别为 75 周和 54 周，五年生存率分别为 19% 和 0%；③在 DC 组中，新诊断患者和复发性患者的中位 OS 分别为 54 周和 138 周，五年生存率分别为 6% 和 29%。

（3）结论。①DC 疫苗的不良反应虽然较多，但均为自限性，患者耐受性较好；②较之对照组，DC 组患者生存期的优势非常明显，显示 DC 疫苗良好的远期疗效；③新诊断患者的生存率远低于复发性患者的，这种差异可能由复发后肿瘤生物学上的相对惰性造成。

2013 年，位于意大利的欧洲肿瘤研究所使用 DC 疫苗治疗 15 名脑外科术后复发的脑胶质母细胞瘤患者[202]。患者包括 6 名男性患者和 9 名女性患者，中位年龄为 46 岁，8 名患者的原发肿瘤体积较小（小于 20 cm³），7 名患者的原发肿瘤体积较大（大于 20 cm³）。其中 2 名患者做过 10 次头部手术，3 名患者做过 4 次头部手术，6 名患者做过 1 次头部手术，所有患者均接受过放疗和化疗。

（1）研究方法。①在患者手术前利用血细胞分离机分离、收集 10 亿个外周血单个核细胞，利用免疫磁珠分离得到单个核细胞；②单核细胞在细胞因子诱导下分化为未成熟 DC；③在患者手术后 3 h 内，将切除的肿瘤组织冲洗干净、切碎并用胶原酶消化得到肿瘤细胞；④通过离心，收集单个肿瘤细胞和微小肿瘤碎片，体外培养、传代至细胞数量达到约 1 亿个；⑤将胶质瘤细胞反复冻融、裂解；⑥按照每 100 万个未成熟 DC 加入 50 μg 蛋白质的比例加入肿瘤裂解产物，混合培养 24 h，诱导 DC 成熟；⑦离心，收集，将所得的成熟 DC 按每支 1 000 万个 DC（体积为 1 mL）分装，冻存备用；⑧患者每 2 周接种 1 支疫苗，每名患者制备的疫苗数量有所不同，最少者接种 3 次，最多者接种 7 次。

（2）治疗后患者情况。①只有 1 名肿瘤体积较大伴发脑积水的患者在首次接种后出现高热，使用地塞米松治疗后缓解，其余患者未出现明显的不良反应；②全部患者的平均 PFS 为 4.4 个月，OS 为 8 个月；③脑肿瘤体积较小的患者的 PFS 为 6 个月，OS 为

16.5 个月；肿瘤体积较大的患者的 PFS 为 3 个月，OS 为 7 个月；④PFS 高于平均值的患者的外周血中，CTL 和 NK 细胞的数量较治疗前增加。

（3）结论。①该疗法导致严重不良反应的概率为 7%，绝大多数患者耐受良好；②DC 疫苗能明显延长脑肿瘤体积较小的患者的生存时间，对脑肿瘤体积较大的患者的疗效较差；③DC 疫苗能延长肿瘤患者的 PFS 和 OS，可能与该治疗可刺激 CTL 和 NK 细胞扩增，降低抑制性细胞因子的表达相关。

**2. 肿瘤 mRNA 介导的 DC 疫苗联合化疗**

2013 年，挪威奥斯陆大学采用 DC 疫苗联合化疗治疗 7 名复发性、难治性脑胶质母细胞瘤患者[203]。受试者包括 4 名男性患者和 3 名女性患者，年龄为 46～63 岁。

（1）研究方法。①全部患者先经手术切除脑肿瘤，再接受常规的放疗和化疗；②利用血细胞分离机分离、收集患者 10 亿个外周血单个核细胞，利用免疫磁珠分离得到单核细胞；③单核细胞在细胞因子诱导下分化为未成熟 DC；④取 0.3～4.0 cm³ 肿瘤组织，溶解成单细胞后在体外悬浮培养成肿瘤球；⑤从肿瘤球中提取 mRNA，电转染至未成熟 DC 中，加入细胞因子，再培养 2 天，使 DC 成熟；⑥成熟 DC 按每支 1 000 万个 DC 冻存备用；⑦在患者化疗休息期间皮内接种 DC 疫苗，每次 1 支，共治疗 9～18 次（图 2 - 7）。

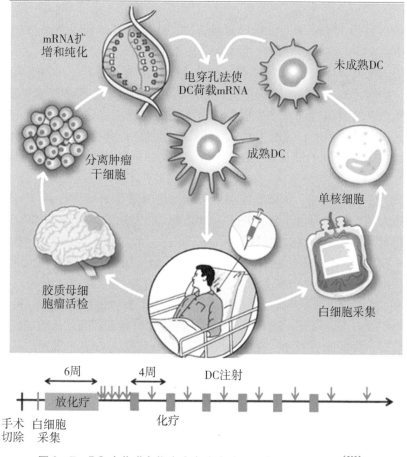

图 2 - 7　DC 疫苗联合化疗治疗脑胶质母细胞瘤的完整方案[203]

（2）治疗后患者情况。①化疗和 DC 疫苗联合治疗期间报告的不良反应均为化疗引起，未发现疫苗相关的神经细胞和干细胞损伤；②在疫苗接种初期，7 名患者中有 5 名患者的脑部病灶没有减小而是继续恶化；治疗 16 个月后进行检测，患者的所有肿瘤均显著缩小；③由于多疗程的化疗，患者外周血的淋巴细胞计数在整个疫苗接种期间仍然非常低；④患者的中位 PFS 为 25 个月，两年存活率达 71%，三年存活率达 43%。

（3）结论。①此种 DC 疫苗的不良反应少，患者耐受性较好；②化疗联合 DC 疫苗疗法虽然起效时间较晚，但有效时间较长，且协同作用较强；③该联合疗法的远期疗效较好。

### 3. CAR-T 细胞疗法

IL-13 受体的 α2 蛋白（IL-13Rα2）在 50% 以上的脑胶质母细胞瘤表面高表达，在正常脑组织中低表达[204]，很适合作为 CAR-T 细胞疗法的靶点。2007 年，美国希望之城综合癌症中心报道，CAR-T 细胞不仅可以随血液或淋巴液进入各个脏器，还可以通过血脑屏障进入脑内，为该方法治疗脑肿瘤奠定了理论基础[205]；2012 年，该中心报道，利用 DNA 电穿孔技术制备 IL-13Rα2-CAR-T 细胞，成功地治疗小鼠脑胶质瘤模型[206]。

2015 年，美国西雅图儿童医院使用第 2 代 IL-13Rα2-CAR-T 细胞疗法治疗 3 名手术后复发的脑胶质母细胞瘤患者[207]。被纳入的患者的肿瘤免疫组化检测均为 IL-13Rα2 阳性。

（1）研究方法。①利用血细胞分离机分离、收集患者外周血单个核细胞，使用免疫磁珠分离出 CTL；②使用抗 CD3 抗体联合 IL-2 扩增 CTL，培养 4 天；③采用电转染的方法，将编码抗 IL-13Rα2 抗体的质粒（带筛选标记）转染进 CTL；④使用抗 CD3 联合 IL-2 筛选、扩增转染阳性的细胞约 2 周，数量达到 5 亿以上后再逐步取细胞用于治疗；④手术切除患者的脑部肿瘤，在肿瘤腔中植入储液器或导管系统，将 IL-13Rα2-CAR-T 细胞直接注射在肿瘤腔中；每周注射 3 次，剂量分别为 1 000 万个、5 000 万个和 1 亿个 CAR-T 细胞，每次注射的液体体积为 2 mL；连续注射 2 周后休息 1 周，再连续注射 2 周。

（2）治疗后患者情况。①细胞注射后短期内患者脑部有轻度炎症（可自行恢复），未出现与植入装置相关的急性不良事件（如阻塞、功能故障或感染）；②定期使用核磁共振检查患者手术边缘残留微肿瘤病灶的复发情况，治疗后 1 年内，1 名患者的肿瘤完全萎缩，1 名患者的肿瘤部分萎缩，1 名患者的肿瘤保持稳定；③经过长期随访，3 名患者在脑肿瘤复发后的中位 OS 为 11 个月，最长者的为 14 个月。

（3）结论。①此 CAR-T 细胞疗法的副作用较小，患者的耐受性好；可使肿瘤萎缩并延长患者生存时间。②该疗法具有明显的控制脑胶质母细胞瘤生长的能力，短期和长期疗效都较好，可能的机制为：在肿瘤腔内注射 IL-13Rα2-CAR-T 细胞后，此种细胞会向大脑内的远处迁移[208]，自行寻找潜藏的癌细胞。

# 第六节 恶性黑色素瘤

恶性黑色素瘤是一种来源于黑素细胞的高度恶性肿瘤，多发生于皮肤，早期即可经血液转移和淋巴转移扩散至全身各器官，是皮肤恶性肿瘤中重要死亡原因之一，且发病率呈逐年上升的趋势。早期恶性黑色素瘤经手术切除＋化疗的治愈率超过50%，患者的五年生存率可达80%～100%；然而，一旦恶性黑色素瘤发生晚期转移，治疗非常困难，患者的生存率极低。2011年，美国FDA批准了伊匹单抗上市，这是第1个被证明能延长晚期恶性黑色素瘤患者生存的免疫治疗药物，彻底改变了恶性黑色素瘤的治疗模式。

## 1. 肿瘤裂解物介导的DC疫苗

2011年，意大利的IRST肿瘤中心使用DC疫苗治疗了27名转移性恶性黑色素瘤患者[209]（共有15名男性患者和12名女性患者，中位年龄为48岁）。可评估的转移部位为内脏（21例）、骨（1例）、软组织（15例）和淋巴结（16例）。

（1）研究方法。①手术前利用血细胞分离机分离、收集患者外周血约10亿个单个核细胞，过夜培养得到的贴壁细胞为单核细胞。②单核细胞在细胞因子诱导下分化为未成熟DC。③使用多种细胞因子培养2天，诱导DC成熟。④手术后3 h内，将切除的肿瘤组织冲洗干净、切碎，并用胶原酶消化，得到肿瘤细胞。⑤通过反复冻融的方法裂解肿瘤细胞，将肿瘤的裂解物加入DC中供DC提呈。⑥在患者大腿根部距腹股沟约10 cm处多次、长期接种疫苗，每次皮内注射的DC数量为1 000万个，第1至第4次的接种间隔为2周，从第5次开始间隔1个月，直至发现明确的肿瘤进展才停止治疗。⑦每次疫苗接种后连续4天皮下注射低剂量IL-2。

（2）治疗后患者情况。①患者的不良反应有接种部位周围肿胀、发红、瘙痒伴低热等。此外，出现白癜风3例、甲状腺功能减退症2例，治疗停止后可自行缓解。②治疗3个月后，4名患者的肿瘤完全萎缩，6名患者的肿瘤部分萎缩，5名患者的病情稳定，12名患者的病情恶化。③出现白癜风和甲状腺功能减退症的患者均为临床获益患者。④15名临床获益患者的中位OS为23个月，而临床未获益患者的中位OS仅为5个月。

（3）结论。①与DC疫苗治疗相关的不良反应较轻，患者的耐受性较好；②肿瘤裂解物介导的DC疫苗对恶性黑色素瘤的总体缓解率为37%，患者的临床获益率为56%；③临床获益的患者可能会出现自限性的自身免疫症状；④临床获益的患者的OS显著延长，远期疗效较好。

## 2. 自体TIL疗法

TIL疗法需要先从自体肿瘤中分离淋巴细胞，经过抗原特异性刺激培养2周以上才能达到足够的治疗剂量。TIL的培养时间受到切除肿瘤团块的大小和肿瘤内T淋巴细胞数量的影响，许多患者在细胞扩增过程中疾病就已快速进展，丧失了接受TIL治疗的机会[210]。2008年，美国国家癌症研究所通过肿瘤细胞与TIL的混合培养，将所得细胞分成多个亚组，发现分泌 IFN-γ 高的细胞亚组具有染色体端粒长[211]、高表达 CD27 和 CD28 等特点，其注射后在体内存活的时间显著延长[212]，被称为"年轻型"TIL。2009 年，美国国家癌症研究发现"年轻型"TIL 能够使某些黑色素瘤患者的肿瘤缓解[213]。

2010 年，以色列谢巴医疗中心使用"年轻型"TIL 治疗了 20 名难治性、转移期黑色素瘤患者[214]（包括 15 名男性患者和 5 名女性患者，年龄为 20～69 岁）。所有患者均具有直径大于 2 cm 的转移灶，可以切除以进行 TIL 的培养。

（1）研究方法。①手术切除直径大于 2 cm 的肿瘤病灶，切碎后用胶原酶溶解消化，得到单细胞悬液；②借助免疫磁珠分离出 CTL，在抗 CD3 抗体联合 IL-2 刺激下扩增，同时，加入射线照射过的肿瘤细胞，共同培养 10～18 天；③患者接受为期 1 周的非清髓性化疗；④调理结束后的第 2 天，患者接受单次 TIL（超过 5 000 万个细胞）的静脉输注，并每 8 h 静脉注射 72 万单位/千克的 IL-2，共注射 15 次，或者直至机体出现严重的不良反应才停止注射。

（2）治疗后患者情况。①化疗调理引起的骨髓抑制症状需要对症治疗；大剂量 IL-2 引起的不良反应包括肺充血（7 名患者）、肾功能损伤（5 名患者）、低血压（3 名患者）、高胆红素血症（4 名患者）、腹泻（4 名患者）和白癜风（1 名患者），对症治疗后均可以缓解；TIL 相关的不良反应均为短暂且可控的，主要是轻度的发热和畏寒。②TIL 细胞治疗 3 个月内，2 名患者的肿瘤完全萎缩，8 名患者的肿瘤部分萎缩，中位 PFS 和中位 OS 分别为 7.3 个月以上和 9.3 个月以上；4 名患者的病情稳定，6 名患者的病情恶化。③客观缓解的肿瘤分布在皮肤、肺等多个内脏部位。④治疗后病情恶化的 6 名患者中，5 名患者在 3.6 个月内死亡，中位 PFS 和中位 OS 分别为 2.7 个月和 5.7 个月。

（3）结论。①非清髓性化疗和注射 IL-2 的不良反应较多，需要对症处理，而 TIL 的不良反应较轻；②TIL 疗法对恶性黑色素瘤的客观缓解率为 50%，体现良好的短期疗效；③通过该疗法获得肿瘤客观缓解的患者的远期疗效也较好。

2011 年，美国国家癌症研究所回顾分析了不同调理方案下"年轻型"TIL 疗法对 93 名转移性恶性黑色素瘤患者的疗效[215]。所有患者均具有直径大于 2 cm 的转移灶，可以切除以进行 TIL 的培养。

（1）研究方法。①手术切除直径大于 2 cm 的肿瘤病灶，切碎后用胶原酶溶解消化，得到单细胞悬液；②借助免疫磁珠分离出 CTL，在抗 CD3 抗体联合 IL-2 刺激下扩增，同时将肿瘤细胞裂解后的碎片加入以共同培养；③患者接受不同的治疗前调理方案，分别是非清髓性化疗（43 名患者）5 天、2 Gy 全身非清髓性放疗（25 名患者）或 12 Gy 清髓性放疗联合自体造血干细胞回输（25 名患者）；④调理的最后 1 天，患者接受单次 TIL 的静脉输注（超过 2 000 万个细胞），并开始每 8 h 静脉注射 72 万单位/千克的 IL-2，直至机体出现严重的不良反应。

（2）治疗后患者情况。①治疗后的不良反应都是散发的，1 名非清髓性放疗组患者在输注细胞 4 天后，因治疗前存在未发现的憩室脓肿而死于败血症，1 名患者出现长期的肺动脉高压（非清髓性放疗组），5 名清髓性放疗组患者发展为微血管性肾病；除死亡患者外，不良反应都较轻，无须特殊处理，患者可以正常生活。②TIL 治疗的 3 个月内，93 名患者中 20 名患者的肿瘤完全萎缩，32 名患者的肿瘤部分萎缩，恶性黑色素瘤的整体缓解率为 56%。③接受非清髓性化疗、非清髓性放疗和清髓性放疗患者的肿瘤缓解率分别为 49%、52% 和 72%。④肿瘤完全萎缩的 20 名患者中，接受非清髓性化疗、非清髓性放疗和清髓性放疗的患者分别为 5 人、5 人和 10 人，平均 PFS 分别为 77 个月以上、61 个月以上和 39 个月以上，且患者仍在随访和观察中。⑤肿瘤部分萎缩的 32 名患者中，接受非清髓性化疗、非清髓性放疗和清髓性放疗的患者分别为 16 人、8 人和 8 人，平均 PFS 分别为 16 个月、6 个月和 8 个月。

（3）结论。①TIL 疗法的不良反应较少，患者的耐受性好；②TIL 疗法对恶性黑色素瘤短期疗效较好，在不同的调理方法中，以清髓性放疗组的肿瘤缓解率最高；③肿瘤部分萎缩的患者中，非清髓性化疗调理下患者的 PFS 最长。

2013 年，以色列谢巴医学中心使用"年轻型"TIL 治疗 57 名难治性、转移期恶性黑色素瘤患者[216]（包括男性患者 37 名，女性患者 20 名）。患者的平均年龄为 54 岁，45 名患者的内脏器官有肿瘤转移，11 名患者的中枢神经系统受累。所有患者均具有直径大于 2 cm 的转移灶，可以切除病灶以进行 TIL 的培养。

（1）研究方法。①手术切除直径大于 2 cm 的肿瘤病灶，切碎病灶后用胶原酶溶解消化，得到单细胞悬液；②借助免疫磁珠分离出 CTL，在抗 CD3 抗体联合 IL-2 刺激下扩增，同时，加入射线照射过的肿瘤细胞，共同培养 2 周；③患者接受为期 1 周的非清髓性化疗；④调理结束后的第 2 天，患者接受单次静脉输注 TIL（超过 5 000 万个细胞），并每 8 h 静脉注射 72 万单位/千克的 IL-2，共注射 15 次或直至机体出现严重的不良反应才停止注射。

（2）治疗后患者情况。①患者出现的不良反应与 2010 年该机构的第 1 项研究的相似；②TIL 治疗 3 个月内，5 名患者的肿瘤完全萎缩，18 名患者的肿瘤部分萎缩，疾病稳定或恶化的患者有 34 名；③随访 4 年左右，大多数肿瘤客观缓解的患者仍然存活，肿瘤未缓解者的平均 OS 为 6.1 个月；④肿瘤客观缓解患者和未缓解患者的三年生存率分别为 78% 和 10%。

（3）结论。①此研究与该机构 2010 年的研究方法一致，但增加患者人数后，TIL 治疗晚期恶性黑色素瘤的客观缓解率降为 40%；②通过长期观察发现，肿瘤客观缓解患者的三年生存率获得显著提升。

### 3. TCR-T 细胞疗法

NY-ESO-1 抗原在 25% 的黑色素瘤中表达，提呈在 HLA-A * 0201 表面。2011 年，美国国家癌症研究所在第 1 项研究[165]中采用 NY-ESO-1-TCR-T 细胞治疗 11 名难治性、转移期恶性黑色素瘤患者。所有患者的肿瘤其 NY-ESO-1 和 HLA-A * 0201 表达均呈阳性。

（1）研究方法。①使用血细胞分离机采集每名患者外周血约 10 亿个单个核细胞；②采用抗 CD3 抗体联合 IL-2 培养和扩增 T 细胞，使 T 细胞数量达到 10 亿个以上；③使用携带 NY-ESO-1-TCR-细胞的逆转录病毒转染 T 细胞，再采用抗 CD3 抗体联合 IL-2 培养，使 T 细胞继续扩增至 500 亿个以上，成品细胞中 NY-ESO-1-TCR-T 细胞的纯度高于 70%；④患者先接受为期 1 周的非清髓性化疗；⑤单次静脉输注全部成品细胞；⑥每 8 h

静脉注射 IL-2（72 万单位/千克），直至机体出现严重的不良反应才停止注射。

（2）治疗后患者情况。①所有患者均经历由化疗调理引起的短暂性中性粒细胞减少症、血小板减少症，以及与 IL-2 相关的短暂毒性，对症处理结束后所有患者均康复良好；②输注 TCR-T 细胞 1 个月后，TCR-T 细胞在患者外周血中仍可以检测到，但显著低于治疗初期；③治疗 3 个月内，2 名患者的肿瘤完全萎缩（PFS 分别超过 22 个月和超过 20 个月），3 名患者的肿瘤部分萎缩（PFS 分别为 3 个月、8 个月和 9 个月以上），6 名患者的病情恶化。

（3）结论。①非清髓性化疗和注射 IL-2 的不良反应较多，需要对症处理，而 TCR-T 细胞的不良反应较轻；②NY-ESO-1-TCR-T 细胞可在患者体内存在 1 个月以上；③NY-ESO-1-TCR-T 细胞疗法对转移期恶性黑色素瘤的客观缓解率为 45%，肿瘤完全萎缩的患者还表现较好的远期疗效。

2015 年，美国国家癌症研究所采用与上述相同的研究方法[166]治疗 20 名难治性、转移期恶性黑色素瘤患者。所有患者肿瘤的 NY-ESO-1 和 HLA-A＊0201 表达呈阳性，其中包含第 1 项研究中的 9 名患者和 11 名新纳入的患者。20 名患者首次接受 NY-ESO-1-TCR-T 细胞治疗后，4 名患者的肿瘤完全萎缩，7 名患者的肿瘤部分萎缩；对这 11 名患者坚持随访，并在他们肿瘤复发后对他们进行第 2 次相同的细胞治疗。

（2）治疗后患者情况。①新纳入的 11 名患者与前 9 名患者的临床不良反应相似，对症处理后所有患者的血液学和化学指标均恢复至治疗前水平；②11 名患者在接受第 2 次治疗 3 个月内，4 名患者的肿瘤完全萎缩，3 名患者的肿瘤部分萎缩；③20 名患者的三年总体生存率和五年总体生存率均为 33%。

（3）结论。①20 名恶性黑色素瘤患者经首次 NY-ESO-1-TCR-T 细胞疗法治疗后，其肿瘤的客观缓解率为 55%；②对于首次 TCR-T 细胞治疗有效但随后复发的 11 名患者，第 2 次 TCR-T 细胞治疗后的客观缓解率为 64%，说明该疗法具备反复应用的潜力；③患者的五年生存率反映该疗法有一定的远期疗效。

**4. iNKT 细胞疗法**

2017 年，美国哈佛大学医学院对 9 名化疗后肿瘤完全萎缩的恶性黑色素瘤患者使用自体 iNKT 细胞疗法，观察患者的复发情况[217]。被纳入的患者均为Ⅲ～Ⅳ期。

（1）研究方法。①使用细胞分离机单次采集患者外周血 100 亿个左右的单个核细胞；②使用 Vα24 免疫磁珠分离 iNKT 细胞；③在抗 CD3 抗体和经放射处理的自体白细胞（作为滋养细胞）作用下，扩增 iNKT 细胞 6～8 周，得到 1 000 万至 10 亿个细胞；④将成品细胞分成 3 等份，冻存后随取随用；⑤所有患者均接受 3 次静脉输注，每次输注约 730 万个细胞，间隔 2 周；⑥在第 2 次和第 3 次 iNKT 细胞治疗期间，患者每天接受皮下注射粒细胞 – 单核细胞集落刺激因子以促进 iNKT 细胞在体内扩增，连续 10 天。

（2）治疗后患者情况。①患者治疗后出现的不良反应均为 1 级，主要表现为低热；②患者外周血中 iNKT 细胞的数量在注射集落刺激因子后达到峰值，然后逐渐降低；③在第 2 次和第 3 次 iNKT 细胞输注后，患者外周血中 Treg 细胞和 NK 细胞的比例也明显升高；④随访的 7 年中，3 名患者的肿瘤保持完全萎缩（PFS 分别为 53 个月、60 个月和 65 个月），3 名患者的病情复发，但患者仍然存活（PFS 分别为 11 个月、18 个月和 31 个月），3 名患者由于病情恶化而死亡。

　　（3）结论。①该疗法的不良反应小，患者耐受较好。②集落刺激因子可促进 iNKT 细胞在体内继续扩增。③iNKT 细胞疗法可使 NK 细胞比例明显升高，增强患者的抗肿瘤能力；但同时 Treg 细胞比例也明显升高，会影响抗肿瘤效果，可能需要预先用免疫调理来控制患者体内 Treg 细胞的数量。④iNKT 细胞疗法对化疗效果较好的恶性黑色素瘤患者具有明显的协助及预防复发的效果。

# 第三章　免疫细胞治疗在难治性感染性疾病中的应用

根据引起疾病的微生物的种类，感染主要分为病毒感染、细菌感染和真菌感染。

尽管 100 余年来疫苗与抗生素的应用使感染性疾病的发生率显著降低，但抗生素滥用导致耐药菌种不断增多，耐药性肝炎、耐药性结核、机会性侵袭性真菌等难治性感染性疾病发病率也逐渐升高。免疫细胞疗法是一种新的尝试。

造血干细胞移植后的患者发生难治性感染的概率比普通人的高，其伴发严重的病毒感染缺乏有效的治疗药物，可导致高达 39% 的死亡率。在造血干细胞移植环境中重建对病毒有特异性免疫力的 T 细胞疗法是替代传统抗病毒药物的一种选择。

近年来，随着感染菌群的变迁，免疫功能障碍患者的增多，不合适的抗感染治疗及器官移植手术广泛开展等，某些感染性疾病变得复杂和难治，耐药现象不断增加，严重影响患者的预后，这已成为感染性疾病防治领域中面临的一大难题。

感染是造血干细胞移植患者常见的危及生命的并发症。50% 以上的患者在病程中罹患活动性感染，且常规治疗反应差，死亡率高。移植后的感染越来越多地与病毒感染相关，一部分的感染由器官内潜伏病毒的重新激活，另一部分的感染来自外源性病毒感染。器官内潜伏的病毒[218] 主要包括巨细胞病毒（cytomegalovirus，CMV）、EBV、水痘–带状疱疹病毒（varicella-zoster virus，VZV）和 BK 病毒（BK virus，BKV）等。外源性病毒感染包括腺病毒（adenovirus，AdV）、人类免疫缺陷病毒（human immunodeficiency virus，HIV）等。由于造血干细胞移植患者的正常免疫功能被破坏，CTL 缺乏，容易引起潜伏病毒再激活或外源性感染。研究结果表明，供体 CTL 输注可有效治疗 EBV 相关的淋巴增生性疾病[219]、AdV 相关的尿路感染[220]、CMV 活化[221] 等疾病。但细胞制品中特异性克隆比例过低，特异性杀伤病毒的功效受到限制，因此，目前常通过扩增病毒特异性 CTL 控制难治性的严重感染，且引起 GVHD 的风险也较低。

## 第一节　带状疱疹

带状疱疹是由 VZV 引起的感染性皮肤病，此病毒主要隐藏于机体脊髓后根神经元中，在机体抵抗力下降时会被激活并入侵神经，故临床常表现为呈条带状沿神经走行的成簇状疱疹[222]。对于造血干细胞移植后免疫抑制的患者，VZV 感染通常会导致长期严重的疱疹后神经痛和运动无力，增加患者的死亡率。抗病毒药物（如阿昔洛韦和泛昔洛韦）主要用来抑制病毒复制、缩短疾病病期。

### 1. 供者 CTL 联合抗病毒药物

机体清除 VZV 主要依靠 T 淋巴细胞。健康人可以在血液循环中检测到少量 VZV 特异性 CTL，占总 T 细胞的 0.1%～0.2%。疫苗接种是预防病毒感染最好的方法。VZV 减毒活疫苗在具有免疫能力的个体中是安全有效的[223]，但在免疫抑制的患者中有传播疾病的风险，通常会导致严重和长期的疱疹后神经痛和运动无力，死亡率高[224]。2012 年，澳大利亚悉尼大学用 VZV 减毒活疫苗感染志愿者捐献的 DC，与 T 细胞共培养，获得 VZV-CTL[225]。该细胞具有明确的分泌 Th1 型细胞因子的能力，能杀死 VZV 感染的细胞。

2015 年，悉尼大学使用供者 VZV-CTL 治疗 10 名异体造血干细胞移植后 VZV 感染者[226]。该研究纳入男性患者和女性患者各 5 名，年龄为 24—63 岁，血清 VZV 抗体呈阳性，病毒 DNA 检测结果呈强阳性。他们均在服用抗病毒药物，但已出现耐药性。造血干细胞和 CTL 的供者均为患者的同胞兄弟或姐妹。

（1）研究方法。①先使用血细胞分离机获取供者造血干细胞（超过 250 万个/千克），再获取供者的单个核细胞（约 10 亿个）；②将单个核细胞过夜培养，贴壁细胞为单核细胞，与悬浮的 T 细胞分别培养；③单核细胞在细胞因子诱导下分化为未成熟 DC，在培养的第 6 天将 VZV 减毒活疫苗加入，联合细胞因子再培养 1 天，使 DC 成熟并荷载 VZV 抗原；④悬浮细胞采用抗 CD3 抗体联合 IL-2 扩增 1 周；⑤VZV-DC 与 T 细胞混合培养，添加 IL-2 后培养 2 周；⑥VZV-CTL 经单次静脉回输给患者，剂量为 2 000 万个/平方米；⑦治疗期间患者继续使用抗病毒药物约 6 个月后，视血浆 VZV 载量情况来逐渐停药。

（2）治疗后患者情况。①所有患者均出现轻度 GVHD 症状，使用激素后病情即获得控制，与同期移植的患者相比没有明显差异；②均未观察到 VZV-CTL 治疗相关的严重不良反应；③12 个月的随访期内只有 1 名患者死亡（死因与 VZV 感染几乎无关），其余患者的血浆病毒检测结果在 4 个月内转阴，抗病毒药逐渐减量后，病毒检测结果仍长期保持阴性。

（3）结论。①干细胞供者来源的 VZV-CTL 疗法不会引起严重的不良反应，患者的耐受性良好；②该疗法几乎没有引起 GVHD 的风险；③该疗法的有效性高，不仅可治疗 VZV 感染，还可建立稳定的抗 VZV 免疫。

# 第二节　艾　滋　病

艾滋病是由 HIV 引起的一种免疫缺陷性疾病。HIV 是表面有刺突状结构的球形颗粒，由核心和包膜组成。病毒包膜来自宿主细胞，嵌有病毒的糖蛋白 gp120 和 gp41；病毒核心由单链 RNA、逆转录酶和结构蛋白等组成。HIV 基因组含有 3 个结构基因（包括 *Gag*、*Pol* 和 *Env*）、2 个调节基因（包括 Tat 反式激活因子、Rev 毒粒蛋白表达调节因子）和 4 个辅助基因（包括 Nef 负调控因子、Vpr 病毒蛋白、Vpu 病毒蛋白和 Vif 病毒感染因子）。HIV 进入人体血液后，主要攻击人体的辅助性 T 细胞，使细胞免疫功能严重受损，从而并发各种机会性感染和肿瘤，引起患者死亡。该病毒一旦侵入机体，会和宿主的辅助性 T 细胞整合在一起，终生难以消除。目前，抗逆转录病毒疗法可以控制艾滋病患者的病毒血症，但无法根除 HIV 病毒，患者需要终生接受治疗。此外，药物抑制病毒复制的能力可能是不完全的，并且已被证明在患者病毒血症持续反弹的情况下产生耐药性突变[227]。T 细胞疗法的目的是，提供针对 HIV 安全、有效的长期免疫力。

**1. 自体 CTL 联合抗艾滋病药物**

针对使用抗艾滋病药物治疗后血浆中 HIV-DNA 水平仍继续升高的患者，研究者想到利用 HIV-CTL 治疗作为替代或有益的补充。CTL 疗法的刺激位点包括 HIV 的 gp120、Gag、Pol 和 Nef 等表位，CTL 受刺激后分泌 IFN-γ，具有特异性抗 HIV 的效应。1997 年，美国哈佛大学医学院制备了针对 gp120、Gag 和 Nef 抗原的自体 HIV-CTL[228]，6 名患者接受治疗后，其血浆和细胞中的 HIV-DNA 水平均降低，但疗效仅持续了 2 周。1999 年，美国华盛顿大学制备了针对 Gag 抗原的自体 HIV-CTL[229]，3 名患者接受治疗后，其外周血中 HIV-DNA 水平保持稳定 2 个月以上。1999 年，英国约翰·拉德克利夫医院使用针对 Gag 和 Pol 表位的 CTL 联合抗艾滋病药物治疗 1 名患者[230]，发现 CTL 可以在几小时内迅速清除患者被感染的辅助性 T 细胞，但仍无法降低血浆中 HIV-DNA 水平。上述 3 篇报道都说明 HIV-CTL 有一定的治疗作用，但不能完全消灭病毒且有效时间较短，可能是由于 HIV 潜伏在辅助性 T 细胞内部，输注的 CTL 识别 HIV 表位水平的种类较少，或 CTL 缺少辅助性 T 细胞帮助等。

2018 年，美国北卡罗来纳大学使用自体 CTL 疗法联合抗艾滋病药物治疗 6 名药物治疗后病情稳定的患者[231]。6 名患者中包括 5 名男性患者和 1 名女性患者，平均年龄为 56 岁，平均药物治疗时间为 6.5 年，所有患者经药物治疗后，其外周血辅助性 T 细胞的数量都显著恢复，但血浆中仍可以被检测到 HIV-DNA，CTL 治疗期间仍需要坚持服药。

（1）研究方法。①使用血细胞分离机分离患者外周血单个核细胞。②通过贴壁法分离单核细胞和 T 细胞。③通过细胞因子将单核细胞诱导为未成熟 DC，同时对 T 淋巴细胞使用细胞因子和有丝分裂原培养扩增。④将制备好的 Gag、Pol 和 Nef 肽分别加入未成熟 DC，在细胞因子协助下诱导 DC 成熟并荷载抗原。⑤放射线照射荷载 3 种肽的 DC 使其失去扩增的能力，并与 T 淋巴细胞混合培养 1 天，激活 3 种 HIV-CTL。⑥用 3 种肽和细胞因子刺激 3 周左右，大量扩增 3 种 HIV-CTL。⑦分别检测 18 份培养好的 HIV-CTL，培养上清液中高表达 IFN-γ 者即为合格制剂；6 名患者中，3 名患者的 3 种肽都制备成功，2 名患者的 2 种肽制备成功，1 名患者对 1 种肽制备成功；合格 CTL 成品中，72% 的为 CTL，其次为辅助性 T 细胞和 NK 细胞。⑧将每名患者合格的 CTL 成品分成 2 份，分为 2 个疗程给患者进行静脉回输，每个疗程间隔 2 周；每个疗程的平均回输剂量为 2 000 万个/平方米。

（2）治疗后患者情况。①治疗过程中未出现明显的不良反应，只有少数患者出现轻度的流感样症状，2 天内可以自愈；②患者血浆 HIV-DNA 检测结果提示，病毒载量降低的幅度与输注的 CTL 的数量并不呈正相关；③首次输注 HIV-CTL 3 周后，所有患者血浆中 HIV-DNA 残留量均减少 6 倍以上，均已无法被检测到残留的病毒含量，且持续 13 周。

（3）结论。①患者对自体 CTL 疗法耐受良好；②输注细胞剂量与疗效无正相关关系，表明简单地增加细胞剂量可能不会改善临床效果；③对于药物治疗后病情稳定的患者，自体 CTL 疗法联合抗艾滋病药物可以大大降低血浆中 HIV 的残留量，延缓患者的病情加重。

### 2. CAR-T 细胞联合抗艾滋病药物

2000 年，美国加州大学洛杉矶分校使用第 1 代 Env-CAR-T 细胞联合抗艾滋病药物治疗 24 名早期艾滋病患者[232]。患者的年龄在 13 岁以上，患者无重大合并症、活动性机会感染和恶性肿瘤，近期未使用过免疫抑制剂治疗。患者经抗病毒药物治疗 2 个月后，血浆 HIV-DNA 载量为 1 000 ～ 10 万拷贝/毫升，辅助性 T 细胞超过 50 个/微升（正常范围为 440 ～ 2 100 个/微升）。在所有患者的直肠黏膜可检测到较高的 HIV-DNA 载量。在 CAR-T 细胞疗法期间患者仍需要坚持服用抗病毒药物。

（1）研究方法。①利用血细胞分离机收集患者 10 亿个外周血单个核细胞；②使用抗 CD3/CD28 抗体联合 IL-2 扩增 CTL，培养 4 天；③使用携带 Env-CAR 的逆转录病毒（带筛选标志）转染 T 淋巴细胞；④使用抗 CD3/28 磁珠联合 IL-2 扩增转染的阳性细胞 2 周左右；④给患者单次静脉注射细胞，剂量为 200 亿～ 300 亿个细胞（Env-CAR-T 细胞占 40%，其中，辅助性 T 细胞与 CTL 的比例相当）；⑤T 淋巴细胞输注前 4 h，给予 11 名患者静脉输注 IL-2，以 600 万单位/天的剂量连续输注 5 天，另 13 名患者不给予输注。

（2）治疗后患者情况。①细胞相关的不良反应主要为 1 ～ 2 级的发热、发冷和皮疹；3 ～ 4 级的不良反应主要与 IL-2 输注相关，包括白细胞增加和乳酸脱氢酶水平升高；②治疗后 2 周内，患者直肠组织的 HIV 含量减少超过 50%；③治疗后 2 个月内，患者外周血 HIV-DNA 含量保持稳定，辅助性 T 细胞数量逐渐增加到 73 个/微升；④治疗 1 年后，在患者外周血中仍可检测到 Env-CAR-T 细胞，其数量占单个核细胞总数的 1%～ 3%；③输注 IL-2 的患者与未输注的患者在存活率上无明显差异。

（3）结论。①本研究使用的第 1 代 Env-CAR-T 细胞在患者体内可快速扩增并在体内生存超过 1 年；②由于肠道有大量淋巴组织而成为 HIV 的储存库，直肠组织 HIV 含量显著减少提示 Env-CAR-T 细胞能大量进入直肠，有效清除储库中的 HIV；③Env-CAR-T 细胞联合抗艾滋病药物可稳定外周血 HIV 的病毒含量，但不能降低病毒含量，该疗效与静脉输注 IL-2 几乎无关。

2002 年，美国加州大学旧金山分校使用第 1 代 Env-CAR-T 细胞联合抗艾滋病药物治疗中晚期艾滋病患者[233]。所有受试者均为男性患者，平均年龄为 41 岁，平均药物治疗时间为 3.6 年，外周血中平均辅助性 T 细胞计数为 422 个/微升。患者外周血中 HIV-DNA 含量较低或未被检出，但在直肠组织中可检测到较高含量的 HIV-DNA。应用 CAR-T 细胞疗法治疗期间所有患者都坚持服用抗病毒药物。

（1）研究方法。40 名患者被分为 2 组，每组 20 名患者，分别接受 CAR-T 细胞疗法和 T 淋巴细胞疗法。CAR-T 细胞疗法组的治疗过程为：①利用血细胞分离机收集患者外周血 10 亿个单个核细胞；②使用抗 CD3/CD28 抗体联合 IL-2 扩增 CTL，培养 4 天；③使用携带 Env-CAR 的逆转录病毒（带筛选标志）转染 T 淋巴细胞；④使用抗 CD3/28 磁珠联合 IL-2 扩增转染的阳性细胞约 2 周；⑤每次给患者静脉输注 100 亿个细胞，共

3 次，每次间隔 2 周。给予另 20 名患者输注抗 CD3/CD28 磁珠联合 IL-2 扩增的 T 淋巴细胞，输注的细胞数量和次数均与 CAR-T 细胞组的相同。

（2）治疗后患者情况。①与输注细胞相关的大多数不良反应为轻度不良反应，包括发热（19%）、发冷（17%）、乏力（10%）、头痛（10%）和恶心（10%），两组之间无显著差异。②CAR-T 细胞组患者外周血中高水平的 Env-CAR 持续表达至少 6 个月，Env-CAR-T 细胞占单个核细胞的 0.1%～10%。③治疗 6 个月后，两组患者外周血中的 HIV 含量始终都处于极低水平或检测不到。④在治疗 6 个月内，两组患者直肠黏膜的 HIV 含量均明显降低，CAR-T 细胞组降低的幅度更大；两组患者外周血辅助性 T 细胞数量都持续升高，CAR-T 细胞组升高得更明显（10% vs. 8%）。

（3）结论。①第 1 代 Env-CAR-T 细胞和 T 细胞治疗的不良反应类似，程度均较轻，患者耐受性好；②第 1 代 Env-CAR-T 细胞可以在患者体内持续扩增并存活 6 个月以上；③Env-CAR-T 细胞无论在降低直肠组织 HIV 含量还是在恢复辅助性 T 细胞数量方面，都显著强于 T 细胞。

# 第三节　巨细胞病毒感染

CMV 是一种机会致病性 DNA 病毒，绝大多数免疫力正常的个体常呈无症状感染；但在少数免疫力低下的个体中，潜伏的病毒易被激活而引发严重的间质性肺炎、肝炎、胃肠炎、视网膜炎等。CMV 感染是异基因造血干细胞移植后常见的病毒感染，多发生于移植后 100 天内，如果治疗不及时可致多器官功能损害，甚至危及患者生命。目前，CMV 感染主要依靠抗病毒药物进行治疗，但抗病毒药物存在毒副作用和耐药性等缺陷。

只有通过细胞免疫才能将 CMV 彻底清除，特异性 CTL 起关键作用。健康人外周血中的 CMV-CTL 通常占 CTL 的 0.5%～4.0%[234]，能诱导 CMV 感染的细胞凋亡；白血病患者接受同种异体造血干细胞移植后，由于原有的 CMV-CTL 被移植前的化疗完全清除，常导致受者或供者来源的 CMV 被重新激活，引发病毒血症而威胁患者生命[235]。美国弗雷德·哈钦森癌症研究中心分别在 1992 年和 1995 年发表 2 项系列研究，证实从骨髓移植供体外周血中分离出的 CMV-CTL 在体外扩增后过继转移给骨髓移植接受者，可以帮助受者迅速重建抗 CMV 的免疫能力，以长期预防 CMV 感染的发生[236,237]。PP65 蛋白是 CMV 的胞浆和核膜蛋白，能将病毒 DNA 锚定在受感染细胞的核膜上；即刻早期蛋白 1（immediate early protein，IE1）是 CMV 感染后表达最早且表达量最丰富的蛋白，可影响病毒和细胞启动子的转录活性，在细胞中发挥促进凋亡或抑制凋亡作用。这两种蛋白同时也是激活特异性 CTL 的主要靶抗原，因此，人工合成的 IE1 或 PP65 蛋白常被用来特异性扩增 CMV-CTL 以治疗 CMV 感染。

## 1. 供者 CTL 联合抗病毒药物

2005 年，英国伯明翰大学使用供者 CMV-CTL 联合抗病毒药物治疗同种异体造血干细胞移植后继发 CMV 的感染者[238]。细胞治疗前，在患者血液中均未检测到 CMV-CTL。

（1）研究方法。联合组纳入 9 名患者。CMV-CTL 的制备方法为：①造血干细胞的供者捐献 250 mL 血液；②使用 HLA-PP65 和 HLA-IE1 四聚体技术从血液中纯化出 CMV-CTL（纯度约为 96%）；③无须体外培养，直接单次静脉输注给患者，剂量为 1 万～3 万个/千克。细胞治疗期间，患者继续服用抗病毒药物。另 11 名患者作为对照组，只接受抗病毒药物治疗。

（2）治疗后患者情况。①输注 CMV-CTL 后未见明显毒性；②在细胞输注 1 个月内，联合组患者的外周血 CMV-CTL 持续扩增，随后数量逐渐减少，但 2 年内始终可以被检出；③在细胞输注的 2 个月内，联合组患者的病毒感染症状明显缓解，8 名患者体内的病毒几乎完全被清除（且停用抗病毒药物后未见病毒复发），1 名患者的体内残存少量病毒（但所需的抗病毒药物剂量减少）；④对照组患者的病情持续加重，被迫联用更多种类的抗病毒药物治疗。

（3）结论。①患者对该疗法的耐受性较好。②输注的 CMV-CTL 可以在患者体内短期扩增并长期存在，通过重建特异性抗病毒免疫而使抗病毒药物疗效增加，对大部分患者的疗效较好，有可能完全清除 CMV。

2009 年，英国伦敦大学医学院使用供者 CMV-CTL + 抗病毒药物治疗 30 名同种异体造血干细胞移植后继发 CMV 感染者[239]。其中的 16 名供者为基因型相合的同胞兄弟，8 名供者为基因型相合的陌生人，5 名供者为基因型不合的陌生人，1 名供者为基因型不合的同胞兄弟。

（1）研究方法。①每名供者捐献 70 mL 血液，通过梯度离心分离单个核细胞；②通过贴壁法分离单核细胞和 T 细胞；③使用细胞因子将单核细胞诱导为未成熟 DC，使用重组人 CD40L 诱导 DC 成熟；④2 周后，将 CMV 感染细胞的裂解液加入 DC，3 天后，射线照射 DC 使其失去扩增能力；⑤将 DC 与 T 细胞混合培养 2 周，诱导 CMV-CTL 扩增；⑥通过分析 CTL 分泌 IFN-γ 的能力判断细胞的可用性；⑦患者单次静脉回输 CMV-CTL 的剂量为 10 万个/千克；⑧细胞治疗期间，患者常规服用抗病毒药物。

（2）治疗后患者情况。①细胞输注后出现 1 级 GVHD 者 7 人，出现 2～3 级急性 GVHD 者 4 人，不同供者间未见明显差异；②输注细胞 1 个月内，患者外周血 CMV-CTL 持续扩增，随后数量逐渐减少，3 个月内始终可以被检出；③所有患者在治疗 3～4 周后其病毒几乎可被完全清除，随后患者可以停用抗病毒药物，在之后 100 天内密切监测病情，均未出现复发。

（3）结论。①患者输注 CMV-CTL 后 GVHD 的发生率与文献报道的干细胞移植后的发生率（5%～24%[240]）接近，尚不能认为此治疗会增加 GVHD 的发生率；②不同供者来源的 CMV-CTL 都可在受者体内大量扩增，具有清除 CMV 和加速免疫重建的作用。

**2. 供者 DC 疫苗联合 CTL 疗法**

2017 年，澳大利亚悉尼大学使用 DC 疫苗联合 CMV-CTL 治疗 4 名同种异体造血干细胞移植后继发 CMV 的感染者[241]。患者年龄为 32～61 岁，男、女患者各 2 名，其使用常规抗病毒药物治疗均已失败，故接受细胞治疗后患者均停止服用抗病毒药物。

（1）研究方法。①每名干细胞供者捐献 450 mL 血液，通过梯度离心分离单个核细胞。②通过贴壁法分离单核细胞和 T 细胞。③使用细胞因子将单核细胞诱导为未成熟 DC，使用细胞因子培养 1 周，诱导 DC 成熟。④将 PP65 抗原肽加入 DC，1 周后，射线照射 DC 使其失去扩增能力。⑤将 DC 分为两部分，大多数的 DC 被制成 DC 疫苗，少数的 DC 与 T 细胞混合，培养 3 周，添加 IL-2 诱导 CMV-CTL 扩增。⑥给患者单次静脉输注 CMV-CTL（2 000 万个/平方米），随后皮内注射半量的 DC 疫苗，7 天后经皮下注射剩余半量的 DC 疫苗。

（2）治疗后患者情况。①1 名患者在细胞输注后出现皮肤急性 GVHD，2 名患者出现肠道慢性 GVHD，未出现其他不良反应；②第 2 次 DC 疫苗接种 10 天后，4 名患者的 CMV 检测结果均呈阴性，治疗 100 天后复查 CMV 检测结果仍呈阴性。

（3）结论。①结合该机构[242]和其他机构[243]的 GVHD 发生率的数据，尚不能认为注射 CMV-CTL 会增加 GVHD 出现的概率；②CMV-CTL 可以介导快速、持久的抗 CMV 免疫反应；③该疗法在抗病毒药物治疗失败患者中取得良好的病毒控制效果，提高患者的生存率。

### 3. 供者和基因半相合第三方 CTL 疗法

2017 年，德国慕尼黑工业大学使用 2 种 CTL 治疗 16 名同种异体造血干细胞移植后继发 CMV 的感染者[244]。这些患者的常规抗病毒药物治疗均已失败。

（1）研究方法。患者发病后，研究者检查来自供者的干细胞移植物，出现 8 份 CMV+ 和 8 份 CMV− 的移植物。从 CMV− 供者白细胞中筛选 CMV-CTL 移植给各自的受者（供者组），对另 8 名患者（移植过 CMV+ 造血干细胞）采用第三方提供的 HLA 基因半相合的 CMV-CTL 进行治疗（第三方组，为避免加重 CMV 感染）。采用商业化的试剂盒直接从外周血单个核细胞中分离 CMV-CTL，并尽快给患者单次静脉回输，剂量分别为约 1 400 万个供者 CMV-CTL 或约 600 万个第三方 CMV-CTL。

（2）治疗后患者情况。①供者组和第三方组均未出现与输注 CTL 相关的不良反应。②输注 CMV-CTL 6 个月后，在供者组的 8 名患者的外周血中均可检出 CMV-CTL，第三方组的 8 名患者中只有 3 名患者可被检出 CMV-CTL。③输注细胞 4 周内，供者组中的 5 名患者的病毒几乎被完全清除，2 名患者的病毒被大部分清除；第三方组中 4 名患者的病毒几乎被完全清除，其余的治疗无效。④输注细胞 6 个月内，治疗有效的患者均未再次出现 CMV 感染。

（3）结论。①两种细胞疗法都是安全的，患者的耐受性均较好；②两种 CMV-CTL 都可以在受者体内被激活并长期存在，供者组的（100%）显著优于第三方组的（37.5%）；③供者 CMV-CTL 疗法的有效率（87.5%）胜过第三方组的（50%）。

### 4. 基因型相合的第三方 CTL 疗法

建立 CMV 病毒株，并从中提取 IE1 和 PP65 抗原，通过流式细胞仪从志愿者的白细胞中直接分选出能识别 IE1 或 PP65 的 CTL。如果白细胞还能同时分泌高水平的 IFN-γ，即可被认定为合格的细胞产品，逐份冻存备用，即 CTL 银行。CTL 成品中辅助性 T 细胞约占 60%，CTL 约占 34%；中枢记忆性 T 淋巴细胞占 39%，效应记忆性 T 淋巴细胞占 12%。

2017 年，美国贝勒医学院使用 CTL 银行中的 CTL 治疗 17 名同种异体造血干细胞移植后继发 CMV 的感染者[245]。患者的常规抗病毒药物治疗均已失败，故在细胞治疗前全部患者停用抗病毒药物。其中的 3 名患者症状严重，表现为溃疡性结肠炎。

（1）研究方法。患者在 CTL 银行中找到基因型相符的 CTL，单次静脉输注细胞 2 000 万个/平方米。首次治疗 4 周内，如果患者血浆的 CMV-DNA 转阴或显著降低，则无须继续治疗；如果 4 周内 CMV-DNA 水平未转阴或未明显减低，则在第 4 周时第 2 次输注 CTL；如果 4～6 周时 CMV-DNA 水平未转阴或未明显减低，则在第 6 周时第 3 次输注 CTL。

（2）治疗后患者情况。①未发现与输注 CTL 相关的不良反应；②单次 CMV-CTL 治疗后有 10 名患者的 CMV-DNA 转阴或其水平显著降低；③剩余 7 名患者接受第 2 次治疗后，又有 5 名患者的 CMV-DNA 转阴或其水平显著降低；④剩余 2 名患者接受第 3 次治疗，其中 1 名患者的 CMV-DNA 水平显著降低；⑤治疗 6 周后，6 名患者的 CMV-DNA 已完全转阴，10 名患者的 CMV-DNA 水平显著降低，1 名患者治疗无效；⑥在治疗第 4 周时，3 名溃疡性结肠炎患者的症状均完全缓解。

（3）结论。①患者对细胞银行中的基因型相合的第三方 CTL 的耐受性较好；②该疗法的有效性较高（6 周后整体客观缓解率为 94%），且不易出现耐药性，有望成为抗病毒药物的补充治疗甚至替代疗法。

## 第四节　腺病毒感染

AdV 是一种无包膜的双链 DNA 病毒，在自然界中广泛分布，易侵犯人类呼吸道、消化道、眼结膜和泌尿道。根据基因同源性进行血清学分型，可将人类 AdV 分为 A～F 共 6 种型别，其中，C 型最为常见。大多数情况下，AdV 感染在免疫功能正常的患者（儿童或成人）中是自限性的，并诱发机体产生特异性免疫。然而，其在婴幼儿，免疫功能缺陷及器官、造血干细胞移植人群中易发生严重感染，可引起肠炎、出血性膀胱炎、肝炎、肺炎等。婴幼儿易患 AdV 肺炎，约 50% 患者为隐性感染，50% 为传播性感染，有 20%～80% 的死亡率。儿童白血病患者在造血干细胞移植后的 AdV 感染发生率为 6%～28%，其中，约 50% 的患者由于病毒耐药而死亡[246]。

### 1. 供者 CTL 疗法

2005 年，德国埃宾哈德·卡尔斯大学发现，患者在造血干细胞移植后可以产生 AdV-CTL，这对 AdV 感染者有保护作用，但需要 1 个月以上的时间[247]；单纯抗病毒药物治疗可以限制 AdV 感染的程度，但不能完全清除 AdV。

2006 年，德国埃宾哈德·卡尔斯大学使用供者 CTL 治疗 8 名同种异体造血干细胞移植后继发 AdV 感染的儿童[248]。6 名患儿感染 C 型 AdV，2 名患儿感染 A 型 AdV。在细胞治疗前，全部患儿外周血中均未检测到 AdV-CTL。患儿使用常规抗病毒药物治疗均已失败，且外周血中 AdV-DNA 拷贝数持续增加。

（1）研究方法。①每名干细胞供者捐献 100 mL 血液，通过梯度离心分离单个核细胞；②直接加入人工合成的 C 型 AdV 抗原，培养 7 天；③如果成品细胞能分泌大量 IFN-γ 则视为包含合格的 AdV-CTL，可以用来治疗感染；④给患儿单次静脉回输全部成品细胞，CTL 的剂量为 1 200～50 000 个/千克。

（2）治疗后患者情况。①所有患儿均未发生与细胞输注相关的 GVHD，但有 2 名患儿由于感染治疗无效而迅速死亡。②细胞输注 1～3 周，检测 6 名存活患儿的外周血，5 名患儿的 AdV-DNA 拷贝数持续降低，其中 4 名患儿的病毒完全消除，包括 2 名 A 型 AdV 感染的患儿；患儿外周血中 AdV-DNA 拷贝降低的幅度与输注细胞的剂量无明显相关性。③6 名存活患儿外周血中的 AdV-CTL 均持续扩增，可在 4～6 个月持续地被检出。

（3）结论。①患者对该疗法耐受性较好；② C 型 AdV 刺激的 CTL 可通过交叉反应识别 A 型 AdV，2 名 A 型 AdV 感染的患儿成功地清除了病毒；③该疗法的有效率为 83%，但不能通过增加输注细胞数量来提高疗效；④此研究中发现即使输注少量的 AdV-CTL 也能被 AdV 病毒激活而大量、长期扩增。

**2. 供者和基因型相合的第三方 CTL 疗法**

2017 年，法国南锡大学使用 2 种 AdV-CTL 治疗 11 名同种异体造血干细胞移植后继发 AdV 的感染者[249]。患者使用常规抗病毒药物治疗均已失败，外周血中 AdV-DNA 拷贝数持续增加。

（1）研究方法。分离供者外周血单个核细胞后，其在体外用 AdV 抗原短暂刺激，如果 T 细胞能分泌大量 IFN-γ，即通过免疫磁珠筛选出 AdV-CTL。5 名供者（供者组）的 AdV-CTL 培养成功；6 名供者的 AdV-CTL 培养均失败，改为培养基因型相合的脐带血 AdV-CTL，均培养成功。给患者单次静脉输注 AdV-CTL，每名患者的平均输注细胞剂量为 6 000 个/千克。

（2）治疗后患者情况。①输注后的第 1 个月内未发生 GVHD 及其他不良反应，但 6 个月内 5 名患者出现 13 次慢性 GVHD；②细胞输注 3 个月内，全部患者外周血中均可检测出 AdV-CTL 的持续扩增，供者组患者 AdV-CTL 增殖的速度快于第三方组的，10 名患者的 AdV 被完全清除，1 名患者的 AdV 被大部分清除。

（3）结论。①本研究中慢性 GVHD 的发生尚不能被认为与 CTL 疗法相关，很可能是造血干细胞移植后的排斥造成的；②两种方法效果相似，基本都能完全清除患者的 AdV，但供者 AdV-CTL 在免疫重建速度方面有一定优势。

# 第五节　BK 病毒感染

BKV 是一种环状、双链 DNA 病毒，是多瘤病毒的一个亚型。BKV 基因由 3 个结构域构成，编码 5 种结构蛋白：①早期区域，编码大、小 T 抗原；②晚期区域，编码衣壳蛋白 1、2、3；③非编码基因调控区。人类常在儿童时期感染 BKV，感染后往往无症状或症状轻微，但病毒可长期潜伏于人体泌尿道黏膜上皮中，当机体免疫力低下时，病毒被重新激活而致病。BK 病毒感染是造血干细胞移植术后迟发性出血性膀胱炎的主要致病原因，临床上主要表现为尿路刺激症状、血尿、排尿困难、肾衰竭等，其发生不仅增加了患者的痛苦，还增加移植后患者死亡率。西多福韦是目前治疗 BKV 相关出血性膀胱炎的一线抗病毒治疗药物，但在Ⅲ～Ⅳ级出血性膀胱炎患者中单用则不能控制病情。

### 1. 供者 CTL 疗法

2016 年，美国乔治·华盛顿大学和贝勒医学院使用 BKV 感染细胞作为刺激剂，在体外成功地扩增出大量 BKV-CTL[250]。但这两家机构都需要 3 周以上的时间进行体外细胞培养，增加了污染的风险并可能导致疗效变化。因此，减少细胞操作时间的方法是优选，即用免疫磁珠从供者血液中分选出 BKV-CTL 后，直接用于治疗。

2017 年，英国哈默·史密斯帝国医院使用免疫磁珠分选的 BKV-CTL 治疗 1 名造血干细胞移植后继发 BKV 感染的患者[251]。该患者 40 岁，被诊断为急性髓细胞白血病，清髓性化疗后接受同胞妹妹的造血干细胞移植。移植 1 个月后，该患者出现出血性膀胱炎，尿液中 BKV 的含量为 52 亿个拷贝/毫升。患者服用西多福韦并进行抗病毒治疗后其药效在短期内有效，但不久后患者出现血尿（伴有血块）和下腹痛持续加重，并伴有肾功能恶化。患者停用药物治疗，接受过继性 BKV-CTL 疗法。

（1）研究方法。抽取患者妹妹的约 10 亿个外周血单个核细胞，用 BKV 的大 T 抗原和病毒衣壳蛋白 1 刺激培养 6 h，再用免疫磁珠分选出分泌 IFN-γ 的 T 淋巴细胞，即为 BKV-CTL[252]。单次给患者静脉回输全部成品细胞，剂量为 3 400 个/千克。

（2）治疗后患者情况。①细胞输注 6 个月内未出现 GVHD 及其他泌尿系统症状；②细胞输注 2 周后，患者的血尿症状消失；③细胞输注 3 周后，患者外周血中 BKV-CTL 数量开始增加，且尿液中 BKV 从 330 万拷贝/毫升大幅度地降低至 1 360 拷贝/毫升；④输注细胞 2 个月后，患者的排尿困难症状消失；⑤输注细胞 6 个月后，患者的白血病始终处于缓解状态，没有复发迹象。

（3）结论。①本研究采取的制备和分离 BKV-CTL 的方法安全，患者的耐受性好；②BKV-CTL 在患者体内可以大量扩增并清除 BKV，迅速改善出血性膀胱炎症状；③该方法对移植的造血干细胞没有明显的影响。

### 2. 基因型相符的第三方 CTL 疗法

建立 BKV 株并提取大 T 抗原和病毒衣壳蛋白 1 抗原，通过流式细胞仪从志愿者的外周血单个核细胞中直接分选出能识别大 T 抗原和病毒衣壳蛋白 1 的 CTL，如果能同时分泌高水平的 IFN-γ，即可被认定为合格的细胞产品。逐份冻存此细胞产品备用，即为 CTL 银行。CTL 成品中辅助性 T 细胞约占 60%，CTL 约占 34%；中枢记忆性 T 细胞占 39%，效应记忆性 T 细胞占 12%。

2017 年，美国贝勒医学院使用基因型相符的第三方 BKV-CTL 治疗 16 名造血干细胞移植后出现 BKV 感染者[245]。其中，14 名患者有出血性膀胱炎，2 名患者有肾炎。患者使用常规抗病毒药物治疗均已失败，外周血中 BKV-DNA 拷贝数持续增加。细胞治疗开始前所有患者停用抗病毒药物。

（1）研究方法。在 CTL 银行中找到与患者基因型相符的 CTL，治疗时每次输注 2 000 万个/平方米。首次治疗 4 周内，如果患者血浆中的 BKV-DNA 转阴或显著降低，则无须继续治疗；如果 4 周内 BKV-DNA 水平未转阴或未明显减低，则在第 4 周时输注第 2 次；如果 4～6 周 BKV-DNA 水平未转阴或未明显减低，则在第 6 周时输注第 3 次。

（2）治疗后患者情况。①输注细胞后未出现 3～4 级 GVHD；②单次 CMV-CTL 治疗后，11 名患者的 BKV-DNA 转阴或水平显著降低，患者的膀胱炎和肾炎症状显著改善；③剩余的 5 名患者接受第 2 次治疗后，4 名患者的 CMV-DNA 转阴或显著降低；④剩余的 1 名患者接受第 3 次治疗，BKV-DNA 水平显著降低；⑤治疗 6 周时，2 名患者的 BKV-DNA 已完全转阴，14 名患者的 BKV-DNA 水平显著降低，患者的肉眼血尿已消失，尿中 BKV 含量与治疗前相比下降了 85.5%；⑥治疗 12 周后，患者尿中的 BKV 含量平均下降 96%。

（3）结论。①该方法使用安全，患者的耐受性好；②BKV-CTL 疗法清除 BKV 的能力强，治疗 6～12 周后，其有效率可达 100%，并可显著改善 BKV 感染引起的症状。

# 第六节　EBV 相关性移植后淋巴增殖性疾病

移植后淋巴增殖性疾病（post-transplant lymphoproliferative disease，PTLD）是一组发生在器官移植和造血干细胞移植后的淋巴细胞异常增殖性疾病，严重影响患者的存活率及移植成功率，多数与 EBV 感染相关。EBV 是一种嗜人类淋巴细胞疱疹病毒，与鼻咽癌、儿童淋巴瘤的发生有密切相关性。90% 以上的 3—5 岁幼儿曾感染 EBV，90% 以上的成年人都有病毒抗体，但 EBV 可在 B 淋巴细胞中长期潜伏，在机体免疫力低下时可被重新激活致病。在 EBV 抗体阳性的健康携带者的外周血中很容易检出 EBV-CTL，但在服用免疫抑制药物的移植受者中，EBV-CTL 的活性受到抑制而使患者容易患PTLD[253]。PTLD 的常见受累部位是肠、脑和移植器官。PTLD 可被视为一种淋巴瘤，其一线治疗方案是减少免疫抑制剂使用量，但会增加移植物排斥的风险。其他形式的治疗（如抗病毒治疗、放疗、化疗和利妥昔单抗）可将 PTLD 的死亡率降低 50%，但有效时间较短；该药治疗无效或失效的患者常由于无药可用而迅速死亡。

## 1. 供者 CTL 疗法

1995—1998 年，美国贝勒医学院使用供者的 EBV-CTL 治疗 39 名同种异体造血干细胞移植后继发 EBV 的感染者，发现 EBV-CTL 在受者体内可以持续扩增并存在 3 年以上，能重建机体对 EBV 的免疫力，预防或治疗 PTLD[254]。2007 年，意大利帕维亚大学使用供者的 EBV-CTL 治疗 4 名造血干细胞移植后继发 PTLD 的患儿[255]。抗病毒药物对这 4 名患儿均已失效，经过利妥昔单抗抢救性治疗后，其 PTLD 也没有改善，外周血中未检出 EBV-CTL。

（1）研究方法。①分离患儿的淋巴瘤细胞，体外扩增后再用射线照射，使其失去扩增能力；②取干细胞供者冻存的外周血单个核细胞，在 IL-2 和淋巴瘤细胞刺激下培养 10 天以上，在成品细胞中检出 EBV-CTL；③患者通过静脉输注细胞，第 1 周、第 2 周和第 3 周的输注剂量分别为 50 万个/千克、100 万个/千克、200 万个/千克。

（2）治疗后患者情况。①未观察到与 EBV-CTL 治疗相关的急性或长期毒性；②首次细胞输注后的 13～37 天，4 名患儿的 EBV 均几乎被完全清除；③1 名患儿在治疗 4 个月后出现多器官功能衰竭并死亡，其余 3 名患儿的 EBV 阴性检测结果分别保持在 18 个月、32 个月和 33 个月以上。

（3）结论。①供者的 EBV-CTL 在患儿的使用过程中相对安全，耐受性好；②供者输注的 EBV-CTL 可在受者体内扩增并长期存在，其治疗 PTLD 的效果较好并可预防复发。

2013 年，德国图宾根大学使用供者的 EBV-CTL 治疗 10 名同种异体造血干细胞移植后继发 EBV 的感染者[256]。患儿使用抗病毒药物治疗均已失败，经过利妥昔单抗抢救性治疗后，其 PTLD 也没有改善，且在外周血中未检出 EBV-CTL。

（1）研究方法。①使用人工合成的 EB 病毒核抗原 1（EBV nuclear antigen 1，EBNA-1）与供者的外周血单个核细胞（EBV-CTL 占 0.02%～1.50%）共培养 30 h，诱导 EBV-CTL 扩增；②借助 IFN-γ 的分泌情况来筛选合格的细胞成品（EBV-CTL 的平均纯度约为 57%），将其分为 2 份，冻存待用；③复苏的 CTL 被溶解在 5～10 mL 生理盐水中给患者进行静脉推注，注射剂量为 6 000 个/千克；④对于首次治疗效果不佳的患者，1～7 周后可再次输注细胞以加强疗效。

（2）治疗后患者情况。①在患者中未观察到急性不良反应；②初次治疗 3～4 周后，7 名患者的病毒感染症状几乎完全缓解，同时 PTLD 消退；③初次治疗无效的 3 名患者接受第 2 次治疗后，EBV 感染均完全缓解；④在 3 年的随访期内，没有患者死于 EBV 感染，疗效最好的患者已保持血清 EBV 阴性 2 年以上。

（3）结论。①EBV-CTL 疗法的安全性较好，患者的耐受度高；②单次 EBV-CTL 治疗的有效率为 70%，2 次治疗的有效率为 100%；③该方法疗效持久，可作为标准抗病毒治疗的有效补充。

**2. 基因型相合的第三方 CTL 疗法**

接受实体器官（如肝、肾、肺或心脏）移植的患者发生 PTLD 时，通常供者都已经死亡，不能为受者提供血液来制备 CTL。为了解决这一难题，2007 年英国爱丁堡大学使用基因型相合的第三方 CTL 治疗 28 名同种异体实体器官移植后继发 EBV 感染者[257]。其中，肝移植和肾移植患者均为 11 人，肺移植患者为 2 人，心脏移植患者为 2 人，骨髓移植患者为 2 人。这些患者使用抗病毒药物治疗和利妥昔单抗治疗均已失败。

（1）研究方法。①分离患者的淋巴瘤细胞，体外扩增后再用放射线照射，使其失去扩增能力；②根据患者的基因型，找到基因相合的第三方供者捐献的外周血单个核细胞；③在 IL-2 和淋巴瘤细胞刺激下培养这些细胞 10 天以上，在成品细胞中可检出 EBV-CTL；④绝大多数患者每周静脉输注细胞 1 次，连续治疗 4 次，剂量为 200 万个/千克。

（2）治疗后患者情况。①患者对 EBV-CTL 输注的耐受性良好，无急性输液反应迹象，未出现对移植器官的不良影响。②治疗 6 个月内，14 名患者外周血中的 EBV 几乎完全被消除，PTLD 也同时被治愈；3 名患者的 EBV 部分被消除，11 名患者的治疗无效（其中 2 人死亡）。③对于治疗有效的 17 名患者，30 个月内可在其血液中持续检出 EBV-CTL。

（3）结论。①该方法的不良反应小，患者的耐受性好；②治疗 6 个月时该方法的有效率达 61%，该方法具有较高的临床应用价值；③基因型相合的第三方 EBV-CTL 可作为抢救疗法，可能是治疗 PTLD 比较理想的模式，同时可能解决药物治疗有效率低和细胞治疗供者不易寻找的难题。

2010 年，美国贝勒医学院在 3 个不同的造血干细胞移植中心使用基因型相合的第三方 EBV-CTL，帮助患者重建对 EBV 的免疫力，以预防 PTLD 的发生[258]。101 名新发的 EBV 感染者（预防组）和 13 名新发的 PTLD 患者（治疗组）被纳入，包括 69 名男性患者和 45 名女性患者。患者的平均年龄为 8.4 岁。常见的原发性疾病是急性淋巴细胞白血病（29 人）和急性髓细胞白血病（33 名患者）。

（1）研究方法。①分离患者的淋巴瘤细胞，体外扩增后再用射线照射，使其失去扩增能力；②根据患者的基因型，找到基因型相合的第三方供者捐献的外周血单个核细胞；③在 IL-2 和淋巴瘤细胞刺激下培养 10 天以上，使得到的成品细胞含有 EBV-CTL；④给予每名患者单次静脉输注细胞，剂量为 2 000 万个/平方米。

（2）治疗后患者情况。①所有患者均未出现与输注细胞相关的 GVHD，常见的不良反应为淋巴结局部肿胀；②所有的预防组患者均未出现 PTLD，治疗组的 13 名患者中，11 名患者的症状几乎完全缓解；③通过定期追踪体内 CTL 发现，EBV-CTL 可在患者体内持续存在 9 年以上。

（3）结论。①EBV-CTL 疗法使用安全，几乎不会诱发 GVHD；②EBV-CTL 疗法预防 PTLD 发生的有效率为 100%，治疗 PTLD 的有效率为 85%；③该疗法可以建立持久、稳固的抗 EBV 免疫。

# 第七节　曲霉菌感染

曲霉菌属于丝状真菌，是一种常见的条件性致病真菌，当人体免疫力低下时，其易侵入人体支气管和肺部，造成侵袭性真菌病。实体器官或造血干细胞移植的患者，以及患有严重自身免疫疾病的患者都对曲霉菌高度易感[259]。侵袭性曲霉菌感染是造血干细胞移植后受者感染死亡的主要原因。侵袭性曲霉菌病主要应用抗真菌药物治疗，但患者的整体治疗效果欠佳，预后较差，病死率很高。机体抗真菌免疫应答以 Th1 型细胞免疫为主。真菌侵入人体后，首先被 DC 识别并将细菌体表抗原分解、呈递在细胞表面的 MHC II 类分子上，然后在淋巴结、皮肤黏膜等处与辅助性 T 细胞和 CTL 相互识别，由 CTL 负责清除真菌及被其感染的细胞。

## 1. 供者 CTL 联合抗真菌药物

2003 年，意大利佩鲁贾大学研究了曲霉特异性 CTL 的疗效，发现经荷载曲霉抗原的 DC 激活的 CTL 的活性优于曲霉抗原直接激活的 CTL 的活性[260]。2005 年，意大利佩鲁贾大学使用曲霉特异性 CTL + 两性霉素治疗同种异体造血干细胞移植后继发侵袭性曲霉菌的感染者[261]。患者血清的真菌抗原检测结果均为阳性。治疗开始前全部患者均未发生 GVHD。

（1）研究方法。联合组纳入 10 名患者。曲霉特异性 CTL 治疗流程为：①造血干细胞供者在骨髓动员前先被抽取血液 200 mL；②通过梯度离心法分离单个核细胞，运用贴壁法分离单核细胞和淋巴细胞；③借助细胞因子将单核细胞诱导为未成熟 DC，加入曲霉菌后共培养 4 h 以诱导 DC 成熟；④用射线照射成熟 DC 使其失去扩增性；⑤将成熟 DC 与 T 细胞混合培养 3～4 周以大量扩增数量；⑥联合组患者单次静脉输注曲霉特异性 CTL，5 名患者的剂量为 10 万个/千克，另 5 名患者的剂量为 100 万个/千克，他们同时服用两性霉素来配合治疗。另 13 名患者作为对照组只接受两性霉素治疗。

（2）治疗后患者情况。①所有患者未出现急性 GVHD 等不良反应；②输注细胞 8 周后，联合组中 9 名患者的血清真菌抗原检测结果转为阴性，两性霉素组中 7 名患者的真菌抗原检测结果也转为阴性，两组中治疗无效的患者均迅速死亡。

（3）结论。①患者对曲霉特异性 CTL 的耐受性良好。②联合组的有效率达 90%，2 个剂量的细胞治疗效果相似；两性霉素的有效率仅为 54%，说明曲霉特异性 CTL 与两性霉素在曲霉菌感染的治疗中具有显著的协同作用。

# 第四章 免疫细胞治疗在自身免疫性疾病中的应用

免疫细胞治疗在自身免疫性疾病中的临床研究主要集中在多克隆 Treg 细胞。

Treg 细胞的体外扩增方法成熟，已经在多种自身免疫病的治疗中显现较为理想的应用前景。

Treg 细胞治疗 1 型糖尿病较为成熟。

正常情况下，机体免疫系统具有区分"自我"和"非我"的能力，对自身成分不做反应，而对外来抗原物质产生免疫应答，即自身免疫耐受。由于基因遗传或病毒感染等，免疫系统会出现紊乱，导致"敌我不分"、攻击自身而引起自身免疫性疾病（简称为自身免疫病）。Treg 细胞发育和/或功能受损是目前公认的遗传性自身免疫病的易感机制[262]。常见的此类疾病包括系统性红斑狼疮、重症肌无力、1 型糖尿病、类风湿性关节炎等。这些疾病影响数千万人的健康，长期发展会威胁生命。治疗自身免疫病的药物主要为糖皮质激素和免疫抑制剂。这些药物不能根治疾病，只能缓解病情，长期使用还有诱发严重感染和恶性肿瘤的副作用。

## 第一节　1 型糖尿病

1 型糖尿病（type 1 diabetes，T1D）是自身反应性淋巴细胞攻击和破坏胰岛 β 细胞，导致胰岛素分泌不足而引起的一种疾病。该病具有明显的基因遗传性，患者在儿童期或青少年期即会发病，且容易发生酮症酸中毒而威胁生命，需要终生注射胰岛素进行治疗[263]。T1D 患者体内存在的多种自身抗体会协助免疫细胞攻击胰岛 β 细胞，谷氨酸脱羧酶抗体、胰岛素抗体和胰岛细胞抗体是诊断 T1D 的关键指标。血清 C 肽是内源性胰岛素的前体蛋白（参考范围为 1 ng/mL 以上），与内源性胰岛素分泌水平呈正相关，可反映残留胰岛 β 细胞的数量。在 T1D 早期，C 肽常轻度代偿性升高，在 T1D 晚期会显著降低。糖化血红蛋白是红细胞内的血红蛋白与血糖结合的产物，可以反映采血前 2～3 个月的平均血糖水平，是判断血糖控制情况的重要参考指标，正常参考范围为 4%～6%。

T1D 小鼠模型表明：①T1D 的发生与 Treg 细胞缺陷相关[264]，表现为胰岛中 Treg 细胞直接丢失，Treg 细胞对 IL-2 的信号无反应而导致无法扩增，以及 Treg 细胞对胰岛反应性 T 细胞的抑制活性不稳定[265]；②Treg 细胞的过继转移可以预防 T1D，在许多情况下还可以缓解 T1D 病情[266]。1987 年，法国内克尔医院发现，自发性 T1D 小鼠的自身反应性 T 细胞的转移可以使健康小鼠发生胰岛炎和糖尿病[267]。日本筑波大学[268]和美国芝加哥大学[269]也相继发现，自发性 T1D 小鼠的发病可以被 Treg 疗法所治疗。随后，英国的剑桥大学（2003 年）[270]和法国国立卫生研究院（2004 年）[271]都报道 Treg 疗法能够治疗已经发病的自发性 T1D 小鼠。美国加州大学旧金山分校于 2006 年首次从 T1D 患者外周血中分离、获得自然 Treg 细胞（采用的分选标记为 CD4$^+$ CD127$^-$ CD25$^+$）[272]，并于 2009 年报道了一种可大规模扩增自然 Treg 细胞的方法[273]。这种方法逐渐成为临床治疗 T1D 的主流免疫治疗方法。

波兰格但斯克医科大学共报道了 3 篇自体自然 Treg 细胞联合胰岛素疗法的研究成果，均采用类似的方法在体外大量扩增自然 Treg 细胞。制备流程主要为：①抽取患者至少 250 mL 外周血；②用免疫磁珠和流式细胞仪分选出自然 Treg 细胞（采用的分选标记为 CD3$^+$ CD4$^+$ CD25$^{high}$ CD127$^-$ Foxp3$^+$）；③在实验室借助抗 CD3/CD28 磁珠和 IL-2 扩增 10 天，获得 10 亿个以上的 Treg 细胞。

2012 年，第 1 项研究[274]使用自体自然 Treg 细胞＋胰岛素治疗 10 名 T1D 患者（联合组）。患者年龄为 8～16 岁，确诊 T1D 超过 2 个月，患者体内均可检出抗谷氨酸脱羧酶 65 抗体、胰岛细胞抗体和胰岛素自身抗体，2 次连续测量均测到一定数值的空腹 C 肽，血清 C 肽水平为 0.75 ng/mL，血清糖化血红蛋白水平为 10%，患者外周血中自然 Treg 细胞数量占 T 细胞总数的 5%（参考范围为 5%～10%）。患者每天的胰岛素用量约为 0.4 U/kg。

（1）研究方法。给予联合组患者单次静脉输注自体自然 Treg 细胞 1 000 万～2 000 万个/千克，胰岛素按原剂量继续使用。另 10 名胰岛素组患者只接受胰岛素治疗。

（2）治疗后患者情况。①在整个随访过程中，联合组未出现严重感染、急性高血糖或低血糖发作等不良反应。②输注自体自然 Treg 细胞 4 个月后，两组患者的血清糖化血红蛋白水平均降至 7%；联合组患者的血清 C 肽水平为 0.75 ng/mL，胰岛素组的血清 C 肽水平降至 0.45 ng/mL；联合组患者外周血中 Treg 细胞数量占 T 细胞的比例升至 6%，胰岛素组降至 4%；联合组患者的每日胰岛素需求量降至 0.2 U/kg，胰岛素组的每日胰岛素需求量升至 0.5 U/kg。③Treg 细胞治疗 4 个月后，联合组的 8 名患者进入临床缓解期（每天胰岛素用量小于 0.5 U/kg），其中 2 名患者可停用胰岛素；胰岛素组的 6 名患者进入临床缓解期，但均不可以停用胰岛素。

（3）结论。①患者自体自然 Treg 细胞疗法的耐受性好，未出现明显的不良反应。②输注自体自然 Treg 细胞后，联合组患者的血清糖化血红蛋白水平降低，血清 C 肽水平保持不变，外周血的 Treg 细胞比例升高，每日胰岛素需求量降低，均代表 T1D 病情改善；而胰岛素组患者的胰岛 β 细胞功能持续受损，需要增加胰岛素用量才能使 T1D 病情改善；③本研究中，自体自然 Treg 细胞联合胰岛素疗法对 T1D 的短期有效率为 80%，治愈率达 20%，单用胰岛素治疗 T1D 的短期有效率为 60%，治愈率为 0，说明自然 Treg 细胞与胰岛素在 T1D 治疗中有协同作用。

2014 年，波兰格但斯克医科大学在第 2 项研究中[275]尝试提高自体自然 Treg 细胞治疗次数来进一步提升疗效，并将随访时间延长到 1 年。被纳入的患者的标准为：年龄为 8～16 岁，确诊 T1D 在 2 个月以内，抗谷氨酸脱羧酶 65 抗体、抗胰岛细胞抗体和胰岛素自身抗体均呈阳性，2 次连续测量时均测到一定数值的空腹 C 肽。患者的每日胰岛素用量约为 0.4 U/kg。

（1）研究方法。联合组的 12 名患者被分为 3 组：第 1 组 6 人，接受 2 次自然 Treg 细胞输注，每次 1 500 万个/千克，治疗间隔 6～9 个月；第 2 组 3 人，接受单次细胞输注，剂量为 2 000 万个/千克；第 3 组 3 人，接受单次细胞输注，剂量为 1 000 万个/千克。另 10 名患者只接受胰岛素治疗，作为胰岛素组。

（2）治疗后患者情况。①全部患者均未出现严重的不良反应；②首次输注 Treg 细胞 4 个月后，联合组的 12 名患者均减少了胰岛素用量，且其用量显著低于胰岛素组的，治疗 1 年后差距更加明显；③首次输注 Treg 细胞 1 年后随访，联合疗法的第 1 组中，5 名患者处于临床缓解期（每日胰岛素用量少于 0.5 U/kg，其中的 2 名患者可停用胰岛素），第 2 组、第 3 组和胰岛素组处于临床缓解期的人数分别为 2 人、1 人和 2 人；④治疗 1 年后，只有联合组第 1 组患者的血清 C 肽水平与治疗前相比显著升高。

（3）结论。①两次自体自然 Treg 细胞疗法的不良反应小，患者的耐受性好；②两次自体自然 Treg 细胞疗法对 T1D 的临床缓解率（83%）显著优于单次组（67% 和 33%）和胰岛素组（20%）；③联合组第 1 组的血清 C 肽水平较治疗前显著升高，提示 2 次自体自然 Treg 细胞疗法可以更好地保护患者胰岛 β 细胞的功能。

T1D 病期越长，往往病情越重，自然 Treg 细胞疗法拯救胰岛 β 细胞的难度可能会显著加大。T1D 发病超过 2 个月的患者只有 10%～30% 的胰岛 β 细胞仍有功能，因此，只有极小部分的患者可以被治愈。2016 年，波兰格但斯克医科大学在第 3 项研究中[276]使用自体自然 Treg 细胞联合胰岛素治疗 T1D 病期超过 2 个月的患者。患者的平均年龄为 12 岁，空腹血清 C 肽平均水平为 0.9 ng/mL，外周血中自然 Treg 细胞占 T 淋巴细胞的比例约为 4%，每日胰岛素用量约为 0.4 U/kg。

（1）研究方法。联合组纳入 12 名患者，患者被分为双次注射组和单次注射组。双次注射组有 6 名患者，每次静脉输注自体自然 Treg 细胞 1 500 万个/千克，治疗间隔 6～9 个月；单次注射组有 6 名患者，静脉输注 1 000 万～2 000 万个/千克。另 10 名情况相似的患者作为对照组只注射胰岛素。

（2）治疗后患者情况。①所有患者与治疗前相比均没有出现新的不良反应。②首次输注自体自然 Treg 细胞后，联合组所有患者外周血中的自然 Treg 细胞占 T 淋巴细胞中的比例可升高至 8% 左右，然后在 6 个月内逐渐降低至 4%；双次注射组在患者第 2 次注射后，其自然 Treg 细胞的比例升高至 6% 左右，在 6 个月内又逐渐降低至 4%。③首次输注自然 Treg 细胞 2 年后，双次注射组中的 3 名患者的空腹血清 C 肽水平接近正常，单次注射组的 2 名患者的空腹血清 C 肽水平接近正常，而胰岛素组患者的该指标无改善；对各组患者进行混合饮食耐受性试验，双次注射组患者的血清 C 肽水平显著高于其他组的。④只有双次注射组中的 2 名患者可在第 2 次治疗后短期内停用胰岛素（停用时间均超过 1 年），单次注射组患者使用的胰岛素剂量明显减少，胰岛素组患者中无人可以减少胰岛素用量。

（3）结论。①本研究中双次自体自然 Treg 细胞疗法短期内对 T1D 的治愈率可达到 33%，是最佳的治疗方式；②双次自体自然 Treg 疗法对患者胰岛 β 细胞功能的保持最佳，单次自体自然 Treg 细胞疗法其次，只注射胰岛素的最差；③通过双次自体自然

Treg 细胞疗法可有效延长 Treg 细胞在患者体内存在的时间，从而更有效地诱导胰岛 β 细胞的免疫耐受。

成人隐匿性自身免疫糖尿病是介于 1 型和 2 型糖尿病之间的过渡类型。世界卫生组织和美国糖尿病协会之所以建议将其归为 1 型糖尿病，是因为成人隐匿性自身免疫糖尿病的早期临床表现虽然与 2 型糖尿病的相似，但发病机制与自身免疫导致胰岛 β 细胞受损相关。近年来，研究者还发现自身免疫所致的胰岛炎、非免疫所致的胰岛 β 细胞功能衰退与胰岛素抵抗在成人隐匿性自身免疫糖尿病中共存，因此，保护患者的胰岛 β 细胞功能、延缓疾病发展成为目前治疗的重点。

2015 年，美国加州大学旧金山分校使用自体自然 Treg 细胞联合胰岛素治疗 14 名成人隐匿性自身免疫糖尿病患者[277]。患者包括 8 名男性患者和 6 女性患者，平均年龄为 30 岁，平均病程为 10 个月。治疗前，患者的每日胰岛素用量约为 0.2 U/kg，空腹血清 C 肽水平为 0.4 ~ 0.8 ng/mL。

（1）研究方法。①抽取患者 400 mL 外周血，用流式细胞仪分选出自然 Treg 细胞（分选标记为 $CD4^+CD127^{low/-}CD25^+$）；②自然 Treg 细胞通过抗 CD3/CD28 磁珠联合 IL-2 扩增 2 周，可获得超过 30 亿个 Treg 细胞；③14 名患者被纳入最高、高、中和低剂量组，分别为 4 人、4 人、3 人和 3 人，分别单次静脉输注 26 亿个、3.2 亿个、4 000 万个和 500 万个 Treg 细胞；④每名患者的胰岛素用量根据血糖水平进行调节。

（2）治疗后患者情况。①患者对不同剂量的细胞疗法都具有良好的耐受性，且未出现不良反应或机会性感染等。②低剂量组和中剂量组患者被输注的自体自然 Treg 细胞可以在体内存活超过 1 年，且这 6 名患者的空腹血清 C 肽水平在 2 年内始终保持稳定；高剂量组和最高剂量组患者被输注的自体自然 Treg 细胞在体内存活小于 1 年，这 8 名患者中的 7 名患者在 2 年内空腹 C 肽下降超过 50%。③随访期间各组患者的胰岛素使用量基本维持稳定，与治疗前的差异较小。

（3）结论。①成人隐匿性自身免疫糖尿病患者对自体自然 Treg 细胞耐受良好；②低剂量组和中剂量组患者的血清 C 肽水平长期稳定，提示患者内源性胰岛素分泌保持稳定，胰岛 β 细胞保护良好；③低剂量组和中剂量组治疗的有效率为 100%，但高剂量组和最高剂量组的自体自然 Treg 细胞对此病的治疗无效；④由于成人隐匿性自身免疫糖尿病患者的自然 Treg 细胞在数量和功能上与 T1D 患者的差异较大，因此，在该疾病的自体自然 Treg 细胞治疗中，其剂量与在 T1D 治疗中的差异较大。

# 第二节　克 罗 恩 病

克罗恩病又被称为克隆氏病，是一种病因不明的慢性消化道自身免疫性疾病，主要表现为腹痛、腹泻和体重下降，病情长期迁延不愈会导致患者营养不良。肠道黏膜免疫反应的异常激活是疾病发展的重要原因。目前，克罗恩病的治疗多采用免疫抑制性药物或抗 TNF-α 抗体[278]，其可控制大部分疾病的活动和发展；但是部分患者好转后又复发，形成难治性克罗恩病。临床上使用克罗恩病活动指数（Crohn's disease activity index，CDAI）、血浆 C 反应蛋白水平来评价该病的病情。CDA I 评分为 150～450 分，提示疾病在活动期，小于此范围的在缓解期，大于此范围的在严重期。C 反应蛋白是一种炎症反应的标志性蛋白，正常范围为 800～8 000 μg/L（用免疫比浊法测得），活动性克罗恩病患者的 C 反应蛋白水平常显著升高。

动物实验结果表明，卵白蛋白（ovalbumin，Ova）特异性 Treg 细胞能够抑制体内的炎症反应，预防[279]和控制[280]小鼠克罗恩病。2009 年，法国瓦尔博讷的 Tx 细胞公司报道了一种可以诱导大量 Ova-Treg 细胞的方法[281]，该种 Treg 细胞表面高表达 IL-10，可以归巢于肠炎部位并可抑制自身反应性 T 淋巴细胞的破坏作用。

2012 年，法国赫里兹医院使用诱导性 Ova-Treg 细胞治疗了 20 名难治性克罗恩病患者[282]。患者的病程均超过 1 年，CDAI 评分均不小于 220 分，血浆 C 反应蛋白水平均超过参考范围上限的 2 倍。

（1）研究方法。①抽取每名患者 250 mL 血液，分离单个核细胞；②将 Ova 蛋白加入单个核细胞培养体系，同时加入刺激 Treg 细胞扩增的抗 CD3、CD80 和 CD58 抗体，培养 7 天以上，扩增 Ova-Treg 细胞；③用免疫磁珠分选出 IL-10$^{+++}$、IFN-γ$^+$、IL-13$^{+++}$的 Ova-Treg 细胞群，每名患者可以获得 10 亿个以上的高纯度细胞，将其保存于液氮中备用；④患者被分为 4 组，分别有 8 名、3 名、3 名和 6 名患者，其分别接受单次 100 万、1 000 万、1 亿和 10 亿个细胞的静脉输注；⑤除了正常饮食，每名患者需要每天进食含高剂量鸡蛋清（卵白蛋白）的酥皮蛋糕，以便这种抗原在肠道中被 DC 提呈给 Ova-Treg 细胞。

（2）治疗后患者情况。①四组患者均耐受良好，常见症状为胃肠道轻度不适（有 12 名患者）；②只有输注 100 万个细胞的患者的病情出现改善，在治疗 2 周时病情缓解人数最多（6 人），随后疗效逐渐降低，一些患者的病情出现反复，在第 5 周和第 8 周时病情缓解人数分别降至 3 人和 2 人；这些治疗有效的患者的血浆 C 反应蛋白水平也显著降低，但均在 3 个月内病情复发；③其余患者的 CDAI 评分未见改善，血浆 C 反应蛋白水平也显著升高。

（3）结论。①诱导性 Ova-Treg 细胞疗法的安全性良好，不良反应轻且可以接受；②单次给予 100 万个 Ova-Treg 细胞可能是最佳治疗剂量，该方法的有效时间小于 3 个月，可能需要多次、反复治疗来维持长期疗效。

# 第三节　类风湿性关节炎

类风湿性关节炎（rheumatoid arthritis，RA）是一种病因不明的慢性、进行性自身免疫性疾病，以关节滑膜炎及对称性、破坏性关节病变为主要特征。抗环瓜氨酸肽自身抗体是 RA 早期诊断的一个高度特异性指标。该病的疗法主要是使用免疫抑制药物或非特异性免疫调节药物治疗。30%～65% 的早期患者治疗后可以缓解症状，但通常是短暂的。长期使用免疫抑制剂会带来肝肾毒性、感染和肿瘤等严重的不良反应，甚至危及患者生命。评价 RA 病情的方法是 28 关节疾病活动评分（28-joint disease activity score，

DAS-28），即评价 28 个关节（包括双侧肩、肘、腕、膝、掌、指等）的肿胀、压痛情况和红细胞沉降率，并进行公式运算。DAS-28 评分小于 2.6 分者为病情缓解，2.6 ～ 3.2 分者为病情稳定，3.2 分以上且不高于 5.1 分者为疾病活动，5.1 分以上者为疾病高度活动。

软骨中的重要成分 II 型胶原，是 RA 发病过程中自身反应性 T 细胞攻击的主要靶点。将 II 型胶原与免疫佐剂混合后给予动物皮内注射可诱导 RA 模型。2009 年，英国纽卡斯尔大学报道了 DCreg 提呈 II 型胶原的能力，确认该方法具备治疗 RA 的潜力[283]。2010 年，纽卡斯尔大学发现，DCreg 可以预防胶原蛋白诱导的小鼠 RA，使 Th 细胞分泌的 IL-17 转变为 IL-10，并使 II 型胶原特异性 T 淋巴细胞数量减少[284]。同年，纽卡斯尔大学将 RA 患者的单核细胞诱导成 DCreg，发现该细胞能抑制 T 细胞增殖，抑制 IFN-γ 和 IL-17 的产生。

2017 年，英国纽卡斯尔大学采用膝关节腔内注射 DCreg 治疗药物难治性 RA 患者[285]。患者年龄均大于 18 岁，关节炎性症状（膝关节腔积液和每日清晨至少 30min 的关节僵硬）持续至少 6 个月。

（1）研究方法。DCreg 组纳入 10 名患者。DCreg 的制备方法为：①借助血细胞分离机抽取每名患者外周血 20 亿个单个核细胞；②通过贴壁法分离单核细胞和淋巴细胞；③借助细胞因子将单核细胞诱导为未成熟 DC；④在未成熟 DC 培养体系中加入地塞米松和维生素 $D_3$，培养 3 天，诱导成未成熟 DCreg；⑤加入多种细胞因子和自体关节滑液，将未成熟 DCreg 诱导成 RA-DCreg，培养 1 天；⑥使用关节镜向每名患者单侧膝关节腔内单次注射细胞，分别注射 100 万个（低剂量，3 人）、300 万个（中剂量，4 人）和 1 000 万个（高剂量，3 人）RA-DCreg。另 3 名患者作为对照组，其在单侧膝关节腔内注射生理盐水。

（2）治疗后患者情况。①定期监测时均未发现与输注细胞相关的严重不良反应或病情恶化。②治疗后第 14 天，通过关节镜检查膝关节腔内血管翳改善情况，发现高剂量组的 1 名患者病情好转；中剂量组的 2 名患者病情好转；低剂量组和盐水组的病情无改善；对患者滑膜炎状况进行评估，发现高剂量组中有 2 人改善；低剂量组和中剂量组中均有 1 人改善；盐水组患者未见改善。

（3）结论。①关节腔内注射 RA-DCreg 比较安全，患者的耐受性好；②治疗后第 14 天通过关节镜检查和滑膜炎评估，发现高剂量 RA-DCreg 对类风湿关节炎的关节症状的改善率最高。

Bay11-7082 是一种细胞增殖信号途径的抑制剂，在小鼠和人体内均可以抑制 DC 激活 T 细胞的能力，可用于制备 DCreg[286]。2007 年，澳大利亚亚历山德拉公主医院用 Bay11-7082 制备的 DCreg 给小鼠进行皮下注射，以抗原特异性方式延缓了 RA 模型小鼠的病情进展[287]。

2015 年，澳大利亚亚历山德拉公主医院使用 Bay11-7082-DCreg 治疗 18 名 RA 患者[288]（包括 5 名男性患者和 13 名女性患者），平均年龄为 56 岁，病程 2 ～ 3 年。全部患者的抗环瓜氨酸肽抗体结果呈阳性。

（1）研究方法。①借助血细胞分离机抽取每名患者 20 亿个外周血单个核细胞；

②用贴壁法分离单核细胞和淋巴细胞；③借助细胞因子将单核细胞诱导为未成熟 DC；④在未成熟 DC 培养体系中加入地塞米松和 Bay11-7082，培养 3 天，诱导成未成熟 DCreg；⑤加入多种细胞因子和环瓜氨酸肽，将未成熟 DCreg 诱导成 Bay11-7082-DCreg，培养 1 天；⑥患者被分为 2 组，每组各 9 人，分别给予低剂量（7 000～17 000 个/千克）和高剂量（27 000～62 000 个/千克）的细胞剂量，在大腿上部行单次皮内注射。细胞治疗前，患者均接受免疫抑制药物治疗，低剂量组患者的 DAS-28 评分为 1.54～3.81 分，5 名患者的疾病处于活动状态；高剂量组患者 DAS-28 评分为 1.56～3.30 分，4 名患者的疾病处于活动状态。细胞治疗后，患者均停止药物治疗。

（2）治疗后患者情况。①注射后观察到的不良事件均为 1 级，包括 6 例短暂性白细胞减少或淋巴细胞减少，2 例短暂性贫血和 2 例暂时性肝转氨酶升高，两组的发生率相当；②治疗 1 个月后，高剂量组 4 名处于活动状态的患者的 DAS-28 评分都明显下降，低剂量组 5 名处于活动状态的患者中的 4 名患者的 DAS-28 评分明显下降；两组处于疾病缓解状态的患者的病情几乎无变化；③治疗 6 个月后，两组患者的 DAS-28 评分恢复到治疗前水平。

（3）结论。①该疗法引起的不良反应程度较轻，患者的耐受性好；②经 Bay11-7082-DCreg 治疗 1 个月后，高剂量组对 RA 的有效率为 100%，低剂量组对 RA 的有效率为 80%；③该疗法单次治疗的有效时间可达 6 个月左右。

## 第四节　系统性红斑狼疮

系统性红斑狼疮（systemic lupus erythematosus，SLE）是一种累及全身多组织器官的自身免疫性结缔组织病，多发于青年女性，皮肤受累较为常见（表现为面部蝶形红斑），累及其他系统时可表现为肌肉关节疼痛、心包炎、心肌炎、胸膜炎、肾炎、脊髓炎、贫血、淋巴结节肿大等。目前，SLE 的治疗以糖皮质激素和免疫抑制剂为主，部分患者的病情会长期缓解，但长期使用药物会增加其患肿瘤和受感染的风险。2009 年，美国旧金山退伍军人事务部医疗中心发现，过继转移 Treg 细胞治疗 SLE 模型鼠是安全且有效的[289]。2015 年，德国亚琛工业大学报道 SLE 患者的外周血 Treg 细胞在数量和功能上都存在缺陷，可能是 SLE 发病的重要原因[290]。2016 年，澳大利亚莫纳什大学发现，给 SLE 患者注射低剂量 IL-2 可以选择性促进 Treg 细胞和 Th17 细胞扩增，显著降低疾病的严重程度[291]。上述治疗进展都为使用 Treg 细胞治疗 SLE 提供理论基础。

常用作评价 SLE 病情严重程度的指标包括皮肤红斑狼疮病面积和严重度指数（cutaneous lupus erythematosus disease area and severity index，CLASI）、SLE 疾病活动指数（SLE disease activity index，SLEDAI）、医师整体评估指数（physician's global assessment，PhGA）和患者整体评估指数（patient's global assessment，PGA）。CLASI 评分总分为 0～70 分，得分越高，提示疾病活动性越高。SLEDAI 评分是对患者过去 10 天内的疾病活动情况进行评估，0～4 分为基本无活动，5～9 分为轻度活动，10～14 分为中度活动，15 分及以上为重度活动。PhGA 和 PGA 分别是医师和患者对疾病活动情况进行的主观评估，0 分为无活动性疾病，3 分为疾病严重。

2019 年，美国国家过敏症和传染病研究所使用自然 Treg 细胞治疗 1 名 SLE 患者[292]。该患者为 46 岁的非洲裔妇女，全身多处皮肤出现红斑。该研究利用皮肤红斑易于观察的特性，探寻自然 Treg 细胞疗效的确实证据。该患者治疗前服用多种免疫抑制药物，但病情未得到有效控制。CLASI 评分为 21 分、SLEDAI 评分为 8 分、PhGA 和 PGA 评分分别为 1.125 分和 1 分。患者血清的 IFN-γ、TNF-α 和 IL-17 水平都显著高于参考范围，红斑病变组织中自然 Treg 细胞占 T 淋巴细胞总数的 18%。

（1）研究方法。抽取患者 400 mL 外周血，使用免疫磁珠分离自然 Treg 细胞（分离标记为 CD4$^+$ CD25$^+$ CD127$^{low/-}$），使用 IL-2 及多种抗体体外扩增 2 周，可获得 7 亿个以上的细胞。体外抑制实验结果证实，扩增的自然 Treg 细胞具有抑制效应性 T 细胞扩增的能力。回输前用同位素氚标记 Treg 细胞，给患者单次静脉输注 1 亿个该细胞。自然 Treg 细胞输注后停止使用所有药物。

（2）治疗后患者情况。①治疗期间未发现与输注细胞相关的不良反应。②患者血清中 IFN-γ、TNF-α 和 IL-17 水平在输注自体自然 Treg 细胞 1 周后快速降低，且在 1 年内都处于较低水平。③治疗 1 个月内，在患者外周血中可检测到输注的自体自然 Treg 细胞，但 1 个月后在血液中无法检测到输注的自体自然 Treg 细胞；3 个月后，在患者红斑病变组织中发现 Treg 细胞，且占 T 淋巴细胞总数的比例上升为 30%。④治疗 3 个月后，患者的 CLASI 评分降为 19 分，PhGA 和 PGA 评分分别降为 1 分和 0.375 分，SLE-DAI 评分未变。⑤在 1 年的随访期内，患者的各项指标基本保持稳定，与治疗 3 个月时的大致相同。

（3）结论。①体外培养的自体自然 Treg 细胞疗法的安全性较好；②患者外周血中 IFN-γ、TNF-α 和 IL-17 等细胞因子长期处于较低水平，说明输注的自体自然 Treg 细胞具有持久的抑制自身免疫的能力；③输注的自体自然 Treg 细胞没有在外周血中长期扩增，而是进入病变部位抑制炎症；④单一自体自然 Treg 细胞疗法可使 SLE 症状持续缓解，这说明该疗法可以起到类似免疫抑制药物的作用且有效期较长。该患者的多项指标检测结果改善显著，说明治疗成功，为以后进行大样本研究奠定了基础。

# 第五节　多发性硬化

多发性硬化是自身免疫介导的中枢神经系统脱髓鞘性疾病。该病发生机制不清，常引起脊髓和视神经损伤，致残率较高。多发性硬化的严重程度常用扩展的残疾状态量表（expanded disability status scale，EDSS）进行评价，评分为 0 ~ 10 分，0 分为神经检查正常，10 分为昏迷甚至死亡。多发性硬化急性期需要大剂量激素进行冲击治疗，缓解期可选择 IFN-β、特立氟胺等免疫调节性药物。越来越多的证据表明，多发性硬化的发病与 EBV 感染相关。在已发病的患者中，EBV 广泛存在，且在患者血清中常能检测出高滴度的抗 EBV 抗体[293]。2009 年，澳大利亚昆士兰大学发现多发性硬化患者体内的 EBV-CTL 数量明显少于健康人的，体外研究结果表明，使用患者自身的 T 淋巴细胞可以诱导培养出 EBV-CTL[294]。

2014 年，澳大利亚昆士兰大学使用自体 EBV-CTL 治疗 1 名药物难治性多发性硬化患者[295]。该患者为 42 岁男性患者，于 2000 年通过脑部磁共振被诊断为多发性硬化。该患者外周血中针对 EBNA 和 EBV 衣壳抗原的 IgG 抗体呈阳性，表明过去曾被 EBV 感染。2000—2008 年，该患者持续接受 IFN-β 和特立氟胺等治疗，但病情仍逐渐进展，最后丧失行走和移动身体的能力，同时伴有大腿肌痉挛性疼痛和尿失禁。2012 年，患者又出现双手和下肢痉挛。对患者的 EBV-CTL 进行检测，发现其比例较健康的 EBV 携带者低 10%。而且患者的 EBV-CTL 对 EBV 核抗原 1（EBV nuclear antigen 1，EBNA-1）、潜在膜蛋白（latent membrane proteins，LMP）–1 和 LMP–2 表位有反应性。

（1）研究方法。抽取患者 400 mL 血液，采用梯度离心法分离单个核细胞。使用携带 EBNA-1、LMP-1 和 LMP-2 对应 CTL 表位的腺病毒感染患者单个核细胞，在 IL-2 的作用下持续扩增，成品细胞中 EBV-CTL 的纯度为 38%。为了避免加重中枢神经系统炎症，细胞治疗采取剂量递增的方式（500 万个、1 000 万个、1 500 万个和 2 000 万个），分 4 次给患者静脉输注，每 2 周 1 次。

（2）治疗后患者情况。①每次细胞输注后患者均未出现发热、流感样症状或其他不适；②第 2 和第 3 次细胞输注后，患者的嘴唇和舌头有麻木感（持续 3～6 h），疲劳和下肢痉挛症状减轻，认知功能和手部功能得到改善；③最后一次随访是第 4 次细胞输注后的 21 周，患者的肢体感觉能力和运动能力持续改善，脑部磁共振成像显示疾病活动性减少，脑脊液中 EBV-IgG 降至健康 EBV 携带者的水平。

（3）结论。①患者接受 EBV-CTL 疗法后未出现明显的不良反应，患者的耐受性好；②EBV-CTL 疗法起效快，维持时间长，患者的运动和感觉功能的改善可持续 25 周以上；③通过 EBV-CTL 清除 EBV 可显著改善多发性硬化症状。

2018 年，澳大利亚昆士兰大学继续采用自体 EBV-CTL 治疗 10 名多发性硬化患者[296]，其中的 5 名患者为新发病患者，5 名患者为药物难治性患者（平均病程约为 10 年）。患者的平均 EDSS 评分为 6.45 分。脑部核磁共振检查结果显示，5 名患者有脑部强化病灶，提示病情严重。

（1）研究方法。抽取患者 400 mL 血液，采用梯度离心法分离单个核细胞。使用携带 EBNA-1、LMP-1 和 LMP-2 对应 CTL 表位的腺病毒感染患者单个核细胞，在 IL-2 的作用下持续扩增，成品细胞中 EBV-CTL 的含量约为 38%。为了避免加重中枢神经系统炎症，细胞治疗采取剂量递增的方式（500 万个、1 000 万个、1 500 万个和 2 000 万个），分为 4 次给患者静脉输注，每 2 周 1 次。

（2）治疗后患者情况。①全部患者均未出现严重不良反应。②治疗后 14 周内，7 名患者的临床症状得以改善，包括 3 名新发病患者和 4 名难治性患者；临床症状改善的 7 名患者中，3 名患者的 EDSS 评分降低，4 名患者的评分未降低，与患者发病时间无对应关系；5 名患者的神经功能改善，他们都有疲劳感减轻的表现。③临床症状未改善的 3 名患者中，2 名患者病情在 4 年随访期间保持稳定，1 名患者的症状短期改善后再次恶化。④治疗前有脑部强化病灶的 5 名患者中，治疗后 3 名患者的病灶得以改善，均伴随有患者神经功能的改善。

（3）结论。①多次输注 EBV-CTL 仍具有较高的安全性；②EBV-CTL 疗法对多发性硬化临床症状的改善率为 70%，新发病患者和难治性患者的改善情况相似，说明该疗法的效果与发病时间长短无直接相关性；③疲劳减轻可以作为患者神经功能改善的直接证据；④临床症状改善的 7 名患者中，仅 3 名患者的 EDSS 评分降低，表明严重的神经系统损害是难以痊愈的。

# 第五章　免疫细胞治疗在移植排斥反应中的应用

临床上较常见的移植类别是同种异体移植，同种异体移植排斥反应主要有两种形式，分别是宿主抗移植物反应和移植物抗宿主反应；前者易发生在实质器官（如肾和肝）移植中，而后者主要见于白血病治疗中的骨髓或造血干细胞移植。

这两方面的免疫治疗研究都较多，目前成熟的细胞治疗方式主要是 Treg 细胞疗法。实质器官移植时，由于受者免疫功能保存，应采用自体 Treg 细胞进行治疗；骨髓或造血干细胞移植时，由于受者免疫系统被供者取代，应采用供者 Treg 细胞进行治疗。

## 第一节　宿主抗移植物反应

由于供者、受者遗传背景的差异，器官移植后受者体内淋巴细胞攻击移植物而出现排斥反应，即宿主抗移植物反应。宿主抗移植物反应主要分为急性排斥反应和慢性排斥反应。抗排斥药物的应用能有效抑制急性排斥反应，但对慢性排斥反应的治疗效果欠佳，因而诱导机体产生免疫耐受成为解决慢性排斥反应的根本办法 Treg 细胞是一种具有负向免疫调节功能的细胞亚群，在移植术后免疫耐受的形成过程中发挥重要作用，Treg 细胞疗法未来必将成为解决器官移植术后排斥问题的理想治疗手段。

### 一、肾移植排斥反应

肾移植是治疗终末期肾病的最佳方法。在过去的 20 年中，抗排斥药物的应用使肾移植患者的存活率显著提高，主要是更好地控制了急性排斥反应；但移植的远期存活率却不尽人意，近 50% 的移植肾其功能会在 10 年内逐渐丧失，主要原因就是慢性排斥反应。慢性排斥反应常发生在移植手术后 3～6 个月，表现为逐渐丧失的肾功能及肾小球病变所致的高血压、血尿和蛋白尿，目前仍缺乏有效的治疗药物。

2015 年，巴林阿拉伯海湾大学对比了肾移植患者出现慢性排斥反应前后外周血中 Treg 细胞的水平，发现未出现慢性排斥反应时患者自然 Treg 细胞的水平与健康人的无异，而发生慢性排斥反应时自然 Treg 细胞的水平会显著下降，这为 Treg 细胞用于治疗慢性排斥反应提供重要思路[297]。

#### 1. 自体自然 Treg 细胞疗法联合抗排斥药物

2017 年，美国加州大学伯克利分校使用自然 Treg 细胞治疗了 3 名肾移植术后出现慢性排斥反应的患者[298]。3 名患者均为男性患者，年龄分别为 46 岁、58 岁和 62 岁，肾移植均已超过 6 个月。通过其血清肌酐和肾小球滤过率等指标确认了移植肾脏功能损伤，通过移植肾组织活检结果确定为慢性移植物排斥。

（1）研究方法。抽取患者400 mL全血，通过梯度离心分离单个核细胞。利用流式细胞仪分选出自然Treg细胞（分离后标记为CD4$^+$CD127$^{low/-}$CD25$^+$），利用抗CD3/CD28 + IL-2体外扩增2周。在回输前用放射学示踪标记细胞，然后将全部细胞一次性通过静脉回输给患者，平均数量为3.2亿个细胞。细胞治疗前，每名患者原来的抗排斥药物治疗方案不变；细胞治疗后，根据患者病情调整药物治疗方案。

（2）治疗后患者情况。①在1年的随访期内，未观察到感染、移植肾排斥或恶性肿瘤等不良反应；②细胞检测发现，输注自然Treg细胞1周内，其在患者的外周血中达到峰值（占Treg细胞总数的2%～8%），随后逐渐下降，3个月后检测不到；③在1年的观察期内，3名患者的移植肾脏的功能正常，且均可以逐渐减少抗排斥药物的用量，患者出现的药物不良反应明显减少。

（3）结论。①可以从肾移植受者中分离和扩增自然Treg细胞，这些自然Treg细胞足以自体治疗；②自体自然Treg细胞疗法的患者的耐受性良好，且Treg细胞可以在患者体内生存达3个月时间；③自体自然Treg细胞疗法可以挽救移植后慢性排斥反应引起的肾脏功能损伤，有助于移植肾长期存活。

**2. 自体诱导性Treg细胞疗法**

2018年，美国西北大学[299]尝试在9名肾移植患者急性排斥期内使用自然Treg细胞以降低患者慢性排斥的发生率。患者包括6名男性患者和3名女性患者，平均年龄为43岁，其中，患局灶节段硬化性肾小球肾炎2人、多囊肾3人、膜性肾病1人、恶性高血压病1人、红斑狼疮1人、IgA肾病1人。

（1）研究方法。①在肾移植手术前，借助血液分离机分离外周血后，得到每名患者约240亿外周血单个核细胞，冻存备用；②非清髓性调理，清除患者体内淋巴细胞；③患者接受肾脏移植后，服用强抗排斥药他克莫司预防急性排斥反应；④移植术后1个月，复苏冻存细胞，使用磁珠分离出自体自然Treg细胞（分离标记为CD4$^+$CD127$^-$CD25$^+$Foxp3$^+$）；⑤用含有西罗莫司和TGF-β的培养基将自体自然Treg细胞诱导和扩增3周，转变为诱导性Treg细胞，增强Treg细胞的活性和纯度（Foxp3$^+$细胞含量超过70%），待用；⑥肾移植术后2个月，患者被平均分为3组，分别单次静脉输注5亿、10亿和50亿个自体诱导性Treg细胞，同时将患者的抗排斥药物由强换弱（将他克莫司更换为西罗莫司），患者长期服用。

（2）治疗后患者情况。①患者未出现与自体诱导性Treg细胞输注相关的不良反应；②输注自体Treg细胞1个月后，患者外周血中的NK细胞、幼稚B细胞和单核细胞数量均恢复正常，T细胞数量仍显著低于正常范围，但Treg细胞数量超过输注前的5～20倍；③输注自体自然Treg细胞1年后，患者的移植肾活检及功能检查结果均正常，患者外周血中自体自然Treg细胞的数量仍保持在高水平；④随访2年期间，仅1名患者的局灶节段硬化性肾小球肾炎复发，但经药物治疗后好转。9名患者移植肾的存活率仍为100%（未见3个Treg细胞剂量组间有明显差异），且始终没有患者发生机会性病毒感染。

（3）结论。①自体诱导性Treg细胞疗法安全，患者和移植肾的耐受性都较好；

②西罗莫司联合单次自体诱导性 Treg 细胞疗法可使患者的移植肾存活 2 年之久，说明该方法对肾移植慢性排斥反应可能有预防作用；③没有患者出现机会性病毒感染，说明该疗法诱导的是特异性免疫耐受而非全身免疫抑制。

## 二、肝移植排斥反应

随着肝移植技术的不断发展和成熟，此技术已成为各类型终末期肝病的首要治疗手段。肝移植术后发生排斥反应虽然较为常见，但临床医师发现术后急性排斥反应的发生率及严重程度都明显低于心、肾等实体器官移植的。肝脏由于其本身独特的免疫学微环境，相对更容易诱导受体对供肝的免疫耐受。

一般而言，同种异体肝移植患者服用抗排斥药物一段时间后，机体会形成稳定的移植物耐受，即使停用抗排斥药也不会影响移植肝脏的功能。2013 年，西班牙巴塞罗那大学发现，欧洲肝移植患者如果分别在术后 3.0 年以上且不大于 5.7 年、5.7 年以上且不大于 10.6 年及 10.6 年以上停用抗排斥药，肝移植物的存活率分别为 12.5%、38% 和 79%[300]。自体自然 Treg 细胞与 T 淋巴细胞的其他亚群作用互相拮抗，能抑制同种反应性辅助性 T 细胞和 CTL 的活化与增殖，减轻排斥反应，联合抗排斥药物可以诱导肝移植患者在术后形成更稳定、持久的免疫耐受。

### 1. 自体诱导性 Treg 细胞疗法联合抗排斥药

2016 年，日本北海道大学[301]尝试在 10 名同种异体肝移植患者的急性排斥期使用自体诱导性 Treg 细胞治疗，观察自体诱导性 Treg 细胞能否使患者更早停用抗排斥药物且不影响肝移植物的长期存在活率。患者包括 7 名男性患者和 3 名女性患者，平均年龄为 55 岁。肝移植的原因包括肝炎后肝硬化（4 名患者）、自身免疫性胆汁性肝硬化（2 名患者）、酒精性肝硬化（2 名患者）、非酒精性脂肪性肝炎和原发性硬化性胆管炎（各 1 名患者）。

（1）研究方法。共收集每名患者 3 次淋巴细胞：①在肝移植前数周，从患者外周血采集约 40 亿个单个核细胞，分离淋巴细胞并冻存；②在肝移植前 1 天，从患者外周血采集约 50 亿个自体单个核细胞，分离淋巴细胞并冻存；③肝移植手术时，同步切除患者脾脏左叶，分离淋巴细胞并冻存。

将 3 次收集的淋巴细胞汇集在一起，使用自制的以抗 CD80/CD86 抗体和受辐照的供体细胞为主的自体诱导性 Treg 细胞培养基扩增 2 周，获得供者特异性的自体诱导性 Treg 细胞（表型为 $CD4^+ CD25^+ Foxp3^+$、$CD4^+ CD25^+ CTLA4^+$ 或 $CD4^+ CD127^{low} Foxp3^+$），计数为 43 万～640 万个/千克，占成品细胞的 30%。

肝移植抗排斥药物的应用方案为：①移植术前使用阿仑单抗进行非清髓性调理；②移植术后即刻使用类固醇、霉酚酸酯和他克莫司等抗排斥药以控制急性排斥反应；③术后第 13 天给患者静脉注射全部培养好的自体诱导性 Treg 细胞，同时停用类固醇和霉酚酸酯；④患者服用他克莫司后出现相关的不良反应时，将他克莫司更换为不良反应较小的环孢素 A、雷帕霉素或环磷酰胺，可视移植物存活情况停药。

（2）治疗后患者情况。①随访 1 年内未发现与自体诱导性 Treg 细胞输注相关的严重不良反应，有 3 人感染了 CMV，1 人转氨酶升高，对症处理后均迅速缓解。②输注自体诱导性 Treg 细胞 1 周后，患者外周血中 CD4$^+$ CD25$^+$ Foxp3$^+$细胞在 T 淋巴细胞中的比例从输注前的 6%迅速升高至 15%，CD4$^+$ CD127$^{low}$ Foxp3$^+$细胞从输注前的 8%迅速升高至 18%；此后，患者外周血 T 细胞总数逐渐恢复到正常，且 Treg 细胞的绝对数量始终维持高水平 1 年以上。③肝移植术后 6～18 个月，全部患者移植肝功能和组织学检测结果都显示正常，7 名患者成功停用抗排斥药，3 名患者（均为自身免疫性胆汁性肝硬化患者）仍维持低剂量抗排斥药。④随访结束时，7 名停用抗排斥药的患者已维持正常的肝功能达 16～33 个月。

（3）结论。①借助非清髓性调理，在肝移植急性排斥期内输注自体诱导性 Treg 细胞的安全性高，输注的细胞可以在患者体内迅速扩增并长期维持高水平；②本研究的自体诱导性 Treg 细胞疗法可使 70%的患者在肝移植术后 6～18 个月建立免疫耐受，与西班牙巴塞罗那大学的报道相比具有显著的优越性；③所有非自身免疫性肝病患者均可停用抗排斥药，3 名自身免疫性肝病患者仍须服用免疫抑制剂，这可能与其控制自身免疫疾病相关。

# 第二节　移植物抗宿主病

移植物抗宿主病（graft versus host disease，GVHD）是指供体移植物中的免疫细胞对受体组织产生免疫攻击所致的临床综合征，常发生在异基因造血干细胞移植后，是引起移植失败和患者死亡的主要原因。急性 GVHD 常在移植后 3 个月内发生，通常使用类固醇类药物进行治疗。类固醇类药物治疗失败者其短期内死亡率较高，两年生存率仅为 10%。慢性 GVHD 可累及多器官，是骨髓或造血干细胞移植后非复发性死亡的主要原因；1/3 以上的患者对包括皮质类固醇和钙调神经磷酸酶抑制剂治疗（一线治疗）无效，且没有标准的二线或挽救疗法，通常预后较差。2002 年，美国斯坦福大学在研究小鼠异基因造血干细胞移植模型时发现，联合输注供体的自然 Treg 细胞可以抑制致命的 GVHD，并有利于加速小鼠造血干细胞移植后的免疫重建[302]。

## 1. 来自供者的自然 Treg 细胞和常规 T 细胞输注

2014 年，意大利佩鲁贾大学使用来自供者的自然 Treg 细胞和常规 T 淋巴细胞输注诱导 43 名白血病患者的异基因造血干细胞耐受。自然 Treg 细胞组患者包括 20 名男性患者和 23 名女性患者，平均年龄为 40 岁。其中，10 名患者患急性淋巴细胞白血病，33 名患者患急性髓细胞白血病。另对 114 名患者按照常规方法使用 T 淋巴细胞清扫和免疫抑制剂来诱导造血干细胞耐受作为药物组[303]。药物组的男性患者和女性患者分别为 63 人和 51 人，平均年龄为 37 岁，其中 50 名患者患急性淋巴细胞白血病，64 名患者患急性髓细胞白血病。

（1）研究方法。自然 Treg 细胞组的治疗过程为：①造血干细胞移植供者借助血细胞分离机分离捐献 120 亿个外周血单个核细胞；②给移植供者注射集落刺激因子，之后连续 2 天借助血细胞分离机分离捐献造血干细胞；③借助免疫磁珠，从单个核细胞中分选出 T 淋巴细胞，再从 T 淋巴细胞中分选出约 3 亿个自然 Treg 细胞，剩余细胞主要为常规 T 淋巴细胞；④对患者进行清髓性放疗和化疗调理，为移植造血干细胞做身体方面的准备；⑤患者接受单次静脉输注自然 Treg 细胞，剂量为 250 万个/千克（动物实验结果证实其能够最大限度地抑制 GVHD 的发生[304]）；⑥4 天后，给患者移植新分离的造血干细胞（连续 3 天，每天 1 000 万个/千克），在输注造血干细胞的第 2 天同时输注冻存的常规 T 淋巴细胞（110 万个/千克）；⑦在整个治疗过程中和移植后，患者均不使用抗排斥药物。

药物组治疗过程为：①给移植供者注射集落刺激因子，之后连续 2 天借助血细胞分离机捐献造血干细胞；②对患者进行清髓性放疗和化疗调理，为移植造血干细胞做身体方面的准备；③给患者移植新分离的造血干细胞，连续 3 天，每天 1 000 万个/千克；④患者在整个治疗过程中和移植后均使用抗排斥药物。

（2）治疗后患者情况。①两组患者出现的不良反应均为放疗或化疗引起，组间未见明显差异；②移植造血干细胞约 2 周后，两组患者的外周血中，粒细胞和血小板数量同步恢复正常，同时，自然 Treg 细胞组患者的 T 淋巴细胞总数和病毒特异性 T 淋巴细胞恢复，药物组患者只有 NK 细胞恢复；③经过平均 46 个月的随访，自然 Treg 细胞组和药物组患者的 GVHD 发生率分别为 15% 和 11%，白血病复发率分别为 5% 和 21%，患者死亡率分别为 7.5% 和 9%。

（3）结论。①采用供者的自然 Treg 细胞和常规 T 淋巴细胞过继免疫疗法，不会额外增加患者的不良反应。②自然 Treg 细胞组患者 GVHD 的发生率虽然比药物组的稍高，但白血病复发率低，可能与常规 T 细胞的抗肿瘤效应相关；白血病的复发率降低，患者死亡率也会相应降低，因此，来自供者的自然 Treg 细胞和常规 T 淋巴细胞的过继免疫疗法对白血病患者可能有更佳的保护作用和远期疗效。

### 2. 来自脐带血的自然 Treg 细胞联合抗排斥药物疗法

脐带血的基本成分与人体外周血的相似，但含有丰富的造血干细胞，是异体基因造血干细胞移植的重要来源。因此，许多国家都建有脐血库来收集和储存脐带血，用于白血病、再生障碍性贫血、淋巴瘤、多发性骨髓瘤等 80 多种疾病的治疗。

2009 年，美国明尼苏达大学发现单份脐带血所含的造血干细胞用于白血病治疗略显不足，双份脐带血可提供足够的移植所需的造血干细胞数量，大大增加了异基因造血干细胞移植的成功率[305]。但是，与单份脐带血移植相比，双份脐带血移植后 II 级急性 GVHD 的风险明显升高，进而会增加白血病复发和死亡的风险[306]。

2011 年，美国明尼苏达大学在白血病患者接受 2 份脐带血干细胞移植后，给予脐带血来源的自然 Treg 细胞＋抗排斥药联合治疗，观察 GVHD 的发生风险[307]。联合组纳入 23 名患者（其中，急性髓细胞白血病患者 8 人，急性淋巴细胞白血病患者 3 人，淋巴瘤患者 8 人，慢性淋巴细胞白血病患者 3 人，前淋巴细胞性白血病患者 1 人），中位年龄为 52 岁，中位体重为 77 kg，他们同时应用 Treg 细胞＋抗排斥药。另 108 名基本情况相似的患者作为对照组，在接受脐带血干细胞移植后只按照常规方法使用抗排斥药物。

（1）研究方法。联合组治疗流程为：①离心收集脐带血细胞，2 份用于移植，1 份用于分离并扩增自然 Treg 细胞；②对 Treg 细胞的分离采用免疫磁珠分选 CD4$^+$ CD25$^+$

细胞，借助抗 CD3/CD28 抗体和 IL-2 混合刺激 2～3 周，体外扩增后数量增加 200 倍以上；③患者接受 5 天的清髓性放疗和化疗，为造血干细胞移植进行身体准备；④患者接受单次静脉输注 2 份脐带血细胞后按常规服用抗排斥药物；⑤患者在造血干细胞移植后第 1 天和第 15 天分别接受来自脐带血的自然 Treg 细胞的静脉输注，剂量均为 300 万个/千克。

（2）治疗后患者情况。①治疗 1 个月后，联合组中 2～4 级急性 GVHD 的发生率为 43%，药物组的为 61%；②治疗 100 天后，联合组患者机会性感染的发生率为 39%，药物组为 53%；③治疗 1 年后随访，联合组患者白血病的复发率为 32%，药物组的为 50%。

（3）结论。①联合组急性 GVHD 的发生率显著低于药物组的，说明自然 Treg 细胞与抗排斥药物在预防急性 GVHD 方面具有协同作用；②来自脐带血的自然 Treg 细胞联合抗排斥药物治疗有助于白血病患者加快免疫重建，增强远期疗效。

### 3. 供者诱导性 Treg 细胞疗法

Tr1 细胞是诱导性 Treg 细胞中的一种，具有同种异体抗原特异的抑制功能，与同种异基因造血干细胞移植后患者的耐受状态相关[308]，通过分泌高水平的 IL-10 来控制移植排斥反应[309]。1999 年，美国明尼苏达大学在研究同种异基因造血干细胞移植的小鼠模型时发现，IL-10 和 TGF-β 诱导的 Tr1 细胞过继转移可以阻止 GVHD 的发生[310]，这个发现为使用 Tr1 细胞加速建立免疫耐受提供了理论依据。

2010 年，意大利圣拉斐尔大学开发了一种诱导和扩增供者 Tr1 细胞的体系[311]，将供者的 T 淋巴细胞、受者的非 T 淋巴细胞和 IL-10 等共同培养 10 天，可将供者的同种反应性 T 细胞诱导为供者 Tr1 细胞。2014 年，意大利圣拉斐尔大学对 12 名接受异体造血干细胞移植的白血病患者使用供者 Tr1 细胞治疗[312]，观察 GVHD 的发生率。患者包括 8 名男性患者和 4 名女性患者（其中，急性髓细胞白血病患者 5 人，霍奇金病患者 4 人，非霍奇金淋巴瘤患者 2 人，急性淋巴细胞白血病患者 1 人），中位年龄为 39 岁。

（1）研究方法。①采集供者外周血单个核细胞，使用免疫磁珠分离 Th 细胞；部分 Th 细胞和造血干细胞同步输注，其余的 Th 细胞按照该机构开发的方法诱导并扩增成为 Tr1 细胞。②采集供者足够数量的外周血造血干细胞。③患者接受清髓性放疗和化疗调理。④对患者进行造血干细胞移植，平均剂量为 1 200 万个/千克，同时输注供者的 Th 细胞（1 万个/千克）。⑤待患者的粒细胞和血小板恢复正常 3 周后，输注供者来源的经诱导和扩增的 Th 细胞（30 万个/千克，其中，Tr1 细胞的纯度为 30%）。⑥患者在治疗过程中没有使用抗排斥药物。

（2）治疗后患者情况。①4 名患者的疗效较好，输注 Tr1 细胞 1 个月后，其外周血淋巴细胞数量恢复至接近正常，完全恢复了初始和记忆性 T 淋巴细胞亚群及 NK 细胞；外周血中 Tr1 细胞保持长期持续扩增，在 7.2 年的随访中，患者即使不服用抗排斥药物，也未出现白血病复发和病毒感染。②4 名患者的疗效中等，只有 1 名患者发生 3 级 GVHD，但有 3 名患者发生严重的病毒感染，对症治疗后病情得以缓解。③4 名患者的疗效较差，输注 Tr1 细胞 2 个月后出现中度急性 GVHD 和严重的病毒感染，继而白血病复发并死亡。

（3）结论。①本研究中供者 Tr1 细胞疗法对预防 GVHD 发生的有效率为 58% ，免疫重建成功患者的生存时间显著长于未能免疫重建者；②Tr1 细胞可能在免疫耐受建立中发挥核心作用。

# 参 考 文 献

[1] ROSENBERG S A, LOTZE M T, MUUL L M, et al. Observations on the systemic administration of autologous lymphokine-activated killer cells and recombinant interleukin-2 to patients with metastatic cancer [J]. New England journal of medicine, 1985, 313 (23): 1485 – 1492.

[2] STANCOVSKI I, SCHINDLER D G, WAKS T, et al. Targeting of T lymphocytes to Neu/HER2-expressing cells using chimeric single chain Fv receptors [J]. Journal of immunology, 1993, 151 (11): 6577 – 6582.

[3] DYALL J, LATOUCHE J B, SCHNELL S, et al. Lentivirus-transduced human monocyte-derived dendritic cells efficiently stimulate antigen-specific cytotoxic T lymphocytes [J]. Blood, 2001, 97 (1): 114 – 121.

[4] MILLER J S, SOIGNIER Y, PANOSKALTSIS-MORTARI A, et al. Successful adoptive transfer and in vivo expansion of human haploidentical NK cells in patients with cancer [J]. Blood, 2015, 105 (8): 3051 – 3057.

[5] 曹雪涛. 医学免疫学 [M]. 北京：人民卫生出版社, 2015.

[6] GALLUZZI L, SENOVILLA L, VACCHELLI E, et al. Trial watch：Dendritic cell-based interventions for cancer therapy [J]. Oncoimmunology, 2012, 1 (7): 1111 – 1134.

[7] SCHMIDT-WOLF I G, NEGRIN R S, KIEM H P, et al. Use of a SCID mouse/human lymphoma model to evaluate cytokine-induced killer cells with potent antitumor cell activity [J]. Journal of experimental medicine, 1991, 174 (1): 139 – 149.

[8] LINN Y C, LAU L C, HUI K M. Generation of cytokine-induced killer cells from leukaemic samples with in vitro cytotoxicity against autologous and allogeneic leukaemic blasts [J]. British journal of haematology, 2002, 116 (1): 78 – 86.

[9] MARTEN A, ZISKE C, SCHOTTKER B, et al. Interactions between dendritic cells and cytokine-induced killer cells lead to an activation of both populations [J]. Journal of immunotherapy, 2001, 24 (6): 502 – 510.

[10] VERNERIS M R, KORNACKER M, MAILANDER V, et al. Resistance of ex vivo expanded CD3$^+$CD56$^+$ T cells to Fas-mediated apoptosis [J]. Cancer immunology immunotherapy, 2000, 49 (6): 335 – 345.

[11] YU J, ZHANG W, JIANG H, et al. CD4$^+$T cells in CIKs (CD4$^+$ CIKs) reversed resistance to fas-mediated apoptosis through CD40/CD40L ligation rather than IFN-gamma stimulation [J]. Cancer biotherapy & radiopharmaceuticals, 2008, 23 (3): 342 – 354.

［12］ NISHIMURA R, BAKER J, BEILHACK A, et al. In vivo trafficking and survival of cytokine-induced killer cells resulting in minimal GVHD with retention of antitumor activity ［J］. Blood, 2008, 112 (6): 2563 – 2574.

［13］ HONTSCHA C, BORCK Y, ZHOU H, et al. Clinical trials on CIK cells: first report of the international registry on CIK cells (IRCC) ［J］. Journal of cancer research and clinical oncology, 2011, 137 (2): 305 – 310.

［14］ COTTON R J, DMV, DIVERS S J. Endoscopic removal of gastrointestinal foreign bodies in two African grey parrots (psittacus erithacus) and a hyacinth macaw (anodorhynchus hyacinthinus) ［J］. Journal of avian medicine and surgery, 2017, 31 (4): 335 – 343.

［15］ KO D W, YOON J K, AHN J I, et al. The importance of post-thaw subculture for standardizing cellular activity of fresh or cryopreserved mouse embryonic stem cells ［J］. Asian-Australasian journal of animal sciences, 2018, 31 (3): 335 – 343.

［16］ LI H, WANG C, YU J, et al. Dendritic cell-activated cytokine-induced killer cells enhance the anti-tumor effect of chemotherapy on non-small cell lung cancer in patients after surgery ［J］. Cytotherapy, 2009, 11 (8): 1076 – 1083.

［17］ WHITESIDE T L, MIESCHER S, HURLIMANN J, et al. Separation, phenotyping and limiting dilution analysis of T-lymphocytes infiltrating human solid tumors ［J］. International journal of cancer, 1986, 37 (6): 803 – 811.

［18］ MUUL L M, SPIESS P J, DIRECTOR E P, et al. Identification of specific cytolytic immune responses against autologous tumor in humans bearing malignant melanoma ［J］. Journal of immunology, 1987, 138 (3): 989 – 995.

［19］ SHABLAK A, HAWKINS R E, ROTHWELL D G, et al. T cell-based immunotherapy of metastatic renal cell carcinoma: modest success and future perspective ［J］. Clinical cancer research, 2009, 15 (21): 6503 – 6510.

［20］ LAMERS C H, VAN ELZAKKER P, LANGEVELD S C, et al. Process validation and clinical evaluation of a protocol to generate gene-modified T lymphocytes for imunogene therapy for metastatic renal cell carcinoma: GMP-controlled transduction and expansion of patient's T lymphocytes using a carboxy anhydrase IX-specific scFv transgene ［J］. Cytotherapy, 2006, 8 (6): 542 – 553.

［21］ PULE M A, SAVOLDO B, MYERS G D, et al. Virus-specific T cells engineered to coexpress tumor-specific receptors: persistence and antitumor activity in individuals with neuroblastoma ［J］. Nature medicine, 2008, 14 (11): 1264 – 1270.

［22］ PORTER D L, LEVINE B L, KALOS M, et al. Chimeric antigen receptor-modified T cells in chronic lymphoid leukemia ［J］. New England journal of medicine, 2011, 365 (8): 725 – 733.

［23］ KALOS M, LEVINE B L, PORTER D L, et al. T cells with chimeric antigen receptors have potent antitumor effects and can establish memory in patients with advanced leukemia [J]. Science translational medicine, 2011, 3 (95): 95ra73.

[24] WATANABE K, KURAMITSU S, POSEY A D, et al. Expanding the therapeutic window for CAR T cell therapy in solid tumors: the knowns and unknowns of CAR T cell biology [J]. Frontiers in immunology, 2018, 9: 2486.

[25] GLIWINSKI M, IWASZKIEWICZ-GRZES D, TRZONKOWSKI P. Cell-based therapies with T regulatory cells [J]. BioDrugs, 2017, 31 (4): 335 – 347.

[26] COOPER M A, FEHNIGER T A, CALIGIURI M A. The biology of human natural killer-cell subsets [J]. Trends in immunology, 2001, 22 (11): 633 – 640.

[27] LJUNGGREN H G, KARRE K. In search of the "missing self": MHC molecules and NK cell recognition [J]. Immunology today, 1990, 11 (7): 237 – 244.

[28] ILIOPOULOU E G, KOUNTOURAKIS P, KARAMOUZIS M V, et al. A phase I trial of adoptive transfer of allogeneic natural killer cells in patients with advanced non-small cell lung cancer [J]. Cancer immunology immunotherapy, 2010, 59 (12): 1781 – 1789.

[29] TONN T, SCHWABE D, KLINGEMANN H G, et al. Treatment of patients with advanced cancer with the natural killer cell line NK-92 [J]. Cytotherapy, 2013, 15 (12): 1563 – 1570.

[30] YANG Y J, PARK J C, KIM H K, et al. A trial of autologous ex vivo expanded NK cell-enriched lymphocytes with docetaxel in patients with advanced non-small cell lung cancer as second-or third-line treatment: phase IIa study [J]. Anticancer research, 2013, 33 (5): 2115 – 2122.

[31] KAWANO T, NAKAYAMA T, KAMADA N, et al. Antitumor cytotoxicity mediated by ligand-activated human V alpha 24 NKT cells [J]. Cancer research, 1999, 59 (20): 5102 – 5105.

[32] BAXEVANIS C N, GRITZAPIS A D, TSITSILONIS O E, et al. HER-2/neu-derived peptide epitopes are also recognized by cytotoxic $CD^{3+} CD^{56+}$ (natural killer T) lymphocytes [J]. International journal of cancer, 2002, 98 (6): 864 – 872.

[33] SMYTH M J, CROWE N Y, PELLICCI D G, et al. Sequential production of interferon-gamma by NK1.1 (+) T cells and natural killer cells is essential for the antimetastatic effect of alpha-galactosylceramide [J]. Blood, 2002, 99 (4): 1259 – 1266.

[34] MORGAN R A, YANG J C, KITANO M, et al. Case report of a serious adverse event following the administration of T cells transduced with a chimeric antigen receptor recognizing ERBB2 [J]. Molecular therapy, 2010, 18 (4): 843 – 851.

[35] GHIRINGHELLI F, LARMONIER N, SCHMITT E, et al. $CD4^+ CD25^+$ regulatory T cells suppress tumor immunity but are sensitive to cyclophosphamide which allows immunotherapy of established tumors to be curative [J]. European journal of immunology, 2004, 34 (2): 336 – 344.

[36] AHMED N, BRAWLEY V S, HEGDE M, et al. Human epidermal growth factor receptor 2 (HER2) -specific chimeric antigen receptor-modified T cells for the immuno-

therapy of HER2-positive sarcoma [J]. Journal of clinical oncology, 2015, 33 (15): 1688 – 1696.

[37] CHOI B K, KIM S H, KIM Y H, et al. Cancer immunotherapy using tumor antigen-reactive T cells [J]. Immunotherapy, 2018, 10 (3): 235 – 245.

[38] SCHILLER J H, HARRINGTON D, BELANI C P, et al. Comparison of four chemo-therapy regimens for advanced non-small-cell lung cancer [J]. New England journal of medicine, 2002, 346 (2): 92 – 98.

[39] TORRE L A, BRAY F, SIEGEL R L, et al. Global cancer statistics, 2012 [J]. CA: a cancer journal for clinicians, 2015, 65 (2): 87 – 108.

[40] LI H F, YANG Y H, SHI Y J, et al. Cytokine-induced killer cells showing multidrug resistance and remaining cytotoxic activity to tumor cells after transfected with mdr1 cDNA [J]. Chinese medical journal (English), 2004, 117 (9): 1348 – 1352.

[41] LI H, WANG C, YU J, et al. Dendritic cell-activated cytokine-induced killer cells enhance the anti-tumor effect of chemotherapy on non-small cell lung cancer in patients after surgery [J]. Cytotherapy, 2009, 11 (8): 1076 – 1083.

[42] LI R, WANG C, LIU L, et al. Autologous cytokine-induced killer cell immunotherapy in lung cancer: a phase II clinical study [J]. Cancer immunology immunotherapy, 2012, 61 (11): 2125 – 2133.

[43] YANG L, REN B, LI H, et al. Enhanced antitumor effects of DC-activated CIKs to chemotherapy treatment in a single cohort of advanced non-small-cell lung cancer patients [J]. Cancer immunology immunotherapy, 2013, 62 (1): 65 – 73.

[44] NIU L, XU K, MU F. Cryosurgery for lung cancer [J]. Journal of thoracic disease, 2012, 4 (4): 408 – 419.

[45] FOREST V, PEOC'H M, CAMPOS L, et al. Benefit of a combined treatment of cryo-therapy and chemotherapy on tumour growth and late cryo-induced angiogenesis in a non-small-cell lung cancer model [J]. Lung cancer, 2006, 54 (1): 79 – 86.

[46] SABEL M S. Cryo-immunology: a review of the literature and proposed mechanisms for stimulatory versus suppressive immune responses [J]. Cryobiology, 2009, 58 (1): 1 – 11.

[47] YUANYING Y, LIZHI N, FENG M, et al. Therapeutic outcomes of combining cryo-therapy, chemotherapy and DC-CIK immunotherapy in the treatment of metastatic non-small cell lung cancer [J]. Cryobiology, 2013, 67 (2): 235 – 240.

[48] WANG Z, LIU X, TILL B, et al. Combination of cytokine-induced killer cells and programmed cell death-1 blockade works synergistically to enhance therapeutic efficacy in metastatic renal cell carcinoma and non-small cell lung cancer [J]. Frontiers in immu-nology, 2018, 9: 1513.

[49] LIAO Y, WANG S Y, MENG X Y, et al. Circulating tumor cells in breast cancer and its association with tumor clinicopathological characteristics: a meta-analysis [J]. Medi-

cal oncology, 2014, 31 (12): 343.

[50] KANG Y, PANTEL K. Tumor cell dissemination: emerging biological insights from animal models and cancer patients [J]. Cancer cell, 2013, 23 (5): 573 – 581.

[51] LIN M, LIANG S Z, SHI J, et al. Circulating tumor cell as a biomarker for evaluating allogenic NK cell immunotherapy on stage Ⅳ non-small cell lung cancer [J]. Immunology letters, 2017, 191: 10 – 15.

[52] XIE S, WU Z, NIU L, et al. Preparation of highly activated natural killer cells for advanced lung cancer therapy [J]. OncoTargets and therapy, 2019, 12: 5077 – 5086.

[53] LIN M, LIANG S Z, WANG X H, et al. Clinical efficacy of percutaneous cryoablation combined with allogenic NK cell immunotherapy for advanced non-small cell lung cancer [J]. Immunologic research, 2017, 65 (4): 880 – 887.

[54] AL-FARSI A, ELLIS P M. Treatment paradigms for patients with metastatic non-small cell lung cancer, squamous lung cancer: first, second, and third-line [J]. Frontiers in oncology, 2014, 4: 157.

[55] KIM E S, HIRSH V, MOK T, et al. Gefitinib versus docetaxel in previously treated non-small-cell lung cancer (INTEREST): a randomised phase Ⅲ trial [J]. Lancet, 2008, 372 (9652): 1809 – 1818.

[56] ROBERTI M P, ROCCA Y S, AMAT M, et al. IL-2-or IL-15-activated NK cells enhance Cetuximab-mediated activity against triple-negative breast cancer in xenografts and in breast cancer patients [J]. Breast cancer research and treatment, 2012, 136 (3): 659 – 671.

[57] VELUCHAMY J P, SPANHOLTZ J, TORDOIR M, et al. Combination of NK cells and Cetuximab to enhance anti-tumor responses in RAS mutant metastatic colorectal cancer [J]. Plos one, 2016, 11 (6): e0157830.

[58] LIANG S, LIN M, NIU L, et al. Cetuximab combined with natural killer cells therapy: an alternative to chemoradiotherapy for patients with advanced non-small cell lung cancer (NSCLC) [J]. American journal of cancer research, 2018, 8 (5): 879 – 891.

[59] GELLER M A, MILLER J S. Use of allogeneic NK cells for cancer immunotherapy [J]. Immunotherapy, 2011, 3 (12): 1445 – 1459.

[60] PARK Y K, SHIN D J, CHO D, et al. Interleukin-21 increases direct cytotoxicity and IFN-gamma production of ex vivo expanded NK cells towards breast cancer cells [J]. Anticancer research, 2012, 32 (3): 839 – 846.

[61] ZOU W, CHEN L. Inhibitory B7-family molecules in the tumour microenvironment [J]. Nature review immunology, 2008, 8 (6): 467 – 477.

[62] GARON E B, RIZVI N A, HUI R, et al. Pembrolizumab for the treatment of non-small-cell lung cancer [J]. New England journal of medicine, 2015, 372 (21): 2018 – 2028.

[63] LIN M, LUO H, LIANG S, et al. Pembrolizumab plus allogeneic NK cells in advanced non-small cell lung cancer patients [J]. Journal of clinical investigation, 2020, 130

(5): 2560 – 2569.

[64] OYER J L, GITTO S B, ALTOMARE D A, et al. PD-L1 blockade enhances anti-tumor efficacy of NK cells [J]. Oncoimmunology, 2018, 7 (11): e1509819.

[65] CONCHA-BENAVENTE F, KANSY B, MOSKOVITZ J, et al. PD-L1 mediates dysfunction in activated PD-1 ( + ) NK cells in head and neck cancer patients [J]. Cancer immunology research, 2018, 6 (12): 1548 – 1560.

[66] FENG K, GUO Y, DAI H, et al. Chimeric antigen receptor-modified T cells for the immunotherapy of patients with EGFR-expressing advanced relapsed/refractory non-small cell lung cancer [J]. Science China life sciences, 2016, 59 (5): 468 – 479.

[67] CHEN L, TIAN H, CHEN J, et al. Surgical management of gastric stump Cancer: a report of 37 cases [J]. Journal of Zhejiang University science B, 2005, 6 (1): 38 – 42.

[68] MARRELLI D, ROVIELLO F, DE STEFANO A, et al. Risk factors for liver metastases after curative surgical procedures for gastric cancer: a prospective study of 208 patients treated with surgical resection [J]. Journal of the American college of surgeons, 2004, 198 (1): 51 – 58.

[69] ZITVOGEL L, APETOH L, GHIRINGHELLI F, et al. Immunological aspects of cancer chemotherapy [J]. Nature review immunology, 2008, 8 (1): 59 – 73.

[70] HERBERMAN R B. Cancer therapy by biological response modifiers [J]. Clinical physiology and biochemistry, 1987, 5 (3 – 4): 238 – 248.

[71] SHI L, ZHOU Q, WU J, et al. Efficacy of adjuvant immunotherapy with cytokine-induced killer cells in patients with locally advanced gastric cancer [J]. Cancer immunology immunotherapy, 2012, 61 (12): 2251 – 2259.

[72] JIANG J, XU N, WU C, et al. Treatment of advanced gastric cancer by chemotherapy combined with autologous cytokine-induced killer cells [J]. Anticancer research, 2006, 26 (3B): 2237 – 2242.

[73] LIU H, SONG J, YANG Z, et al. Effects of cytokine-induced killer cell treatment combined with FOLFOX4 on the recurrence and survival rates for gastric cancer following surgery [J]. Experimental and therapeutic medicine, 2013, 6 (4): 953 – 956.

[74] WADA I, MATSUSHITA H, NOJI S, et al. Intraperitoneal injection of in vitro expanded Vgamma9Vdelta2 T cells together with zoledronate for the treatment of malignant ascites due to gastric cancer [J]. Cancer medicine, 2014, 3 (2): 362 – 375.

[75] AGRATI C, CIMINI E, SACCHI A, et al. Activated Vgamma9Vdelta2 T cells trigger granulocyte functions via MCP-2 release [J]. Journal of immunology, 2009, 182 (1): 522 – 529.

[76] CACCAMO N, LA MENDOLA C, ORLANDO V, et al. Differentiation, phenotype, and function of interleukin-17-producing human Vgamma9Vdelta2 T cells [J]. Blood, 2011, 118 (1): 129 – 138.

[77] CHAU I, CUNNINGHAM D. Treatment in advanced colorectal cancer: what, when

and how? [J]. British journal of cancer, 2009, 100 (11): 1704 – 1719.

[78] ZHANG J, ZHU L, ZHANG Q, et al. Effects of cytokine-induced killer cell treatment in colorectal cancer patients: a retrospective study [J]. Biomedicine and pharmacotherapy, 2014, 68 (6): 715 – 720.

[79] ZHU H, YANG X, LI J, et al. Immune response, safety, and survival and quality of life outcomes for advanced colorectal cancer patients treated with dendritic cell vaccine and cytokine-induced killer cell therapy [J]. Biomed research international, 2014, 2014: 603871.

[80] NAP M, MOLLGARD K, BURTIN P, et al. Immunohistochemistry of carcino-embryonic antigen in the embryo, fetus and adult [J]. Tumour biology, 1988, 9 (2 – 3): 145 – 153.

[81] PARKHURST M R, YANG J C, LANGAN R C, et al. T cells targeting carcinoembryonic antigen can mediate regression of metastatic colorectal cancer but induce severe transient colitis [J]. Molecular therapy, 2011, 19 (3): 620 – 626.

[82] KATZ S C, BURGA R A, MCCORMACK E, et al. Phase I hepatic immunotherapy for metastases study of intra-arterial chimeric antigen receptor-modified T-cell therapy for CEA + liver metastases [J]. Clinical cancer research, 2015, 21 (14): 3149 – 3159.

[83] MELICHAR B, TOUSKOVA M, BLAHA M, et al. Hepatic arterial administration of activated leukocytes in patients with liver metastases [J]. Cancer biotherapy & radiopharmaceuticals, 2002, 17 (5): 545 – 552.

[84] ZHANG C, WANG Z, YANG Z, et al. Phase I escalating-dose trial of CAR-T therapy targeting CEA ( + ) metastatic colorectal cancers [J]. Molecular therapy, 2017, 25 (5): 1248 – 1258.

[85] TUNG S Y, WU C S. Risk factors for colorectal adenomas among immediate family members of patients with colorectal cancer in Taiwan: a case-control study [J]. American journal of gastroenterology, 2000, 95 (12): 3624 – 3628.

[86] YOONG K F, AFFORD S C, JONES R, et al. Expression and function of CXC and CC chemokines in human malignant liver tumors: a role for human monokine induced by gamma-interferon in lymphocyte recruitment to hepatocellular carcinoma [J]. Hepatology, 1999, 30 (1): 100 – 111.

[87] FRIEDL J, STIFT A, PAOLINI P, et al. Tumor antigen pulsed dendritic cells enhance the cytolytic activity of tumor infiltrating lymphocytes in human hepatocellular cancer [J]. Cancer biotherapy & radiopharmaceuticals, 2000, 15 (5): 477 – 486.

[88] WENG D S, ZHOU J, ZHOU Q M, et al. Minimally invasive treatment combined with cytokine-induced killer cells therapy lower the short-term recurrence rates of hepatocellular carcinomas [J]. Journal of immunotherapy, 2008, 31 (1): 63 – 71.

[89] PAN C C, HUANG Z L, LI W, et al. Serum alpha-fetoprotein measurement in predicting clinical outcome related to autologous cytokine-induced killer cells in patients with

hepatocellular carcinoma undergone minimally invasive therapy [J]. Chinese journal of cancer, 2010, 29 (6): 596 – 602.

[90] PAN Q Z, WANG Q J, DAN J Q, et al. A nomogram for predicting the benefit of adjuvant cytokine-induced killer cell immunotherapy in patients with hepatocellular carcinoma [J]. Scientific reports, 2015, 5: 9202.

[91] DIAZ-MONTERO C M, SALEM M L, NISHIMURA M I, et al. Increased circulating myeloid-derived suppressor cells correlate with clinical cancer stage, metastatic tumor burden, and doxorubicin-cyclophosphamide chemotherapy [J]. Cancer immunology immunotherapy, 2009, 58 (1): 49 – 59.

[92] LEE J H, LIM Y S, YEON J E, et al. Adjuvant immunotherapy with autologous cytokine-induced killer cells for hepatocellular carcinoma [J]. Gastroenterology, 2015, 148 (7): 1383 – 1391 e1386.

[93] NIU L Z, LI J L, ZENG J Y, et al. Combination treatment with comprehensive cryoablation and immunotherapy in metastatic hepatocellular cancer [J]. World journal of gastroenterology, 2013, 19 (22): 3473 – 3480.

[94] JIANG S S, TANG Y, ZHANG Y J, et al. A phase I clinical trial utilizing autologous tumor-infiltrating lymphocytes in patients with primary hepatocellular carcinoma [J]. Oncotarget, 2015, 6 (38): 41339 – 41349.

[95] QIN Z, CHEN J, ZENG J, et al. Effect of NK cell immunotherapy on immune function in patients with hepatic carcinoma: A preliminary clinical study [J]. Cancer biology & therapy, 2017, 18 (5): 323 – 330.

[96] RUGGERI L, CAPANNI M, URBANI E, et al. Effectiveness of donor natural killer cell alloreactivity in mismatched hematopoietic transplants [J]. Science, 2002, 295 (5562): 2097 – 2100.

[97] LIN M, LIANG S, WANG X, et al. Cryoablation combined with allogenic natural killer cell immunotherapy improves the curative effect in patients with advanced hepatocellular cancer [J]. Oncotarget, 2017, 8 (47): 81967 – 81977.

[98] MAOR E, IVORRA A, LEOR J, et al. The effect of irreversible electroporation on blood vessels [J]. Technology in cancer research & treatment, 2007, 6 (4): 307 – 312.

[99] CONSTANTINO J, GOMES C, FALCAO A, et al. Dendritic cell-based immunotherapy: a basic review and recent advances [J]. Immunologic research, 2017, 65 (4): 798 – 810.

[100] ALNAGGAR M, LIN M, MESMAR A, et al. Allogenic natural killer cell immunotherapy combined with irreversible electroporation for stage IV hepatocellular carcinoma: survival outcome [J]. Cellular physiology and biochemistry, 2018, 48 (5): 1882 – 1893.

[101] YANG Y, QIN Z, DU D, et al. Safety and short-term efficacy of irreversible electroporation and allogenic natural killer cell immunotherapy combination in the treatment of

patients with unresectable primary liver cancer [J]. Cardiovascular and interventional radiology, 2019, 42 (1): 48 - 59.

[102] VON HOFF D D, RAMANATHAN R K, BORAD M J, et al. Gemcitabine plus nab-paclitaxel is an active regimen in patients with advanced pancreatic cancer: a phase I / II trial [J]. Journal of clinical oncology, 2011, 29 (34): 4548 - 4554.

[103] LIU X, JIANG S, FANG C, et al. Affinity-tuned ErbB2 or EGFR chimeric antigen receptor T cells exhibit an increased therapeutic index against tumors in mice [J]. Cancer research, 2015, 75 (17): 3596 - 3607.

[104] FENG K, LIU Y, GUO Y, et al. Phase I study of chimeric antigen receptor modified T cells in treating HER2-positive advanced biliary tract cancers and pancreatic cancers [J]. Protein cell, 2018, 9 (10): 838 - 847.

[105] GUO Y, FENG K, LIU Y, et al. Phase I study of chimeric antigen receptor-modified T cells in patients with EGFR-positive advanced biliary tract cancers [J]. Clinical cancer research, 2018, 24 (6): 1277 - 1286.

[106] TAN A T, YANG N, LEE KRISHNAMOORTHY T, et al. Use of expression profiles of HBV-DNA iIntegrated into genomes of hepatocellular carcinoma cells to select T cells for immunotherapy [J]. Gastroenterology, 2019, 156 (6): 1862 - 1876.

[107] ABDERRAHMAN B, JORDAN V C. Telling details of breast-cancer recurrence [J]. Nature, 2018, 553 (7687): 155.

[108] NAGALLA S, CHOU J W, WILLINGHAM M C, et al. Interactions between immunity, proliferation and molecular subtype in breast cancer prognosis [J]. Genome biology, 2013, 14 (4): R34.

[109] LIN M, LIANG S, JIANG F, et al. 2003 - 2013, a valuable study: Autologous tumor lysate-pulsed dendritic cell immunotherapy with cytokine-induced killer cells improves survival in stage IV breast cancer [J]. Immunology letters, 2017, 183: 37 - 43.

[110] NIU L, MU F, ZHANG C, et al. Cryotherapy protocols for metastatic breast cancer after failure of radical surgery [J]. Cryobiology, 2013, 67 (1): 17 - 22.

[111] LIANG S, XU K, NIU L, et al. Comparison of autogenic and allogeneic natural killer cells immunotherapy on the clinical outcome of recurrent breast cancer [J]. OncoTargets and therapy, 2017, 10: 4273 - 4281.

[112] MERCHANT M, MA X, MAUN H R, et al. Monovalent antibody design and mechanism of action of onartuzumab, a MET antagonist with anti-tumor activity as a therapeutic agent [J]. Proceedings of the national academy of sciences of the United States of America, 2013, 110 (32): E2987 - E2996.

[113] PEROL M. Negative results of METLung study: an opportunity to better understand the role of MET pathway in advanced NSCLC [J]. Translational lung cancer research, 2014, 3 (6): 392 - 394.

[114] KUMMAR S, RUBINSTEIN L, KINDERS R, et al. Phase 0 clinical trials: concep-

tions and misconceptions [J]. Cancer journal, 2008, 14 (3): 133 – 137.

[115] TCHOU J, ZHAO Y, LEVINE B L, et al. Safety and efficacy of intratumoral injections of chimeric antigen receptor (CAR) T cells in metastatic breast cancer [J]. Cancer immunology research, 2017, 5 (12): 1152 – 1161.

[116] OHIGASHI Y, SHO M, YAMADA Y, et al. Clinical significance of programmed death-1 ligand-1 and programmed death-1 ligand-2 expression in human esophageal cancer [J]. Clinical cancer research, 2005, 11 (8): 2947 – 2953.

[117] GAO J, WU Y, SU Z, et al. Infiltration of alternatively activated macrophages in cancer tissue is associated with MDSC and Th2 polarization in patients with esophageal cancer [J]. Plos one, 2014, 9 (8): e104453.

[118] YAN L, WU M, BA N, et al. Efficacy of dendritic cell-cytokine-induced killer immunotherapy plus intensity-modulated radiation therapy in treating elderly patients with esophageal carcinoma [J]. Genetics and molecular research, 2015, 14 (1): 898 – 905.

[119] SHIRAKURA Y, MIZUNO Y, WANG L, et al. T-cell receptor gene therapy targeting melanoma-associated antigen-A4 inhibits human tumor growth in non-obese diabetic/SCID/gammacnull mice [J]. Cancer Science, 2012, 103 (1): 17 – 25.

[120] KAGEYAMA S, IKEDA H, MIYAHARA Y, et al. Adoptive transfer of MAGE-A4 T-cell receptor gene-transduced lymphocytes in patients with recurrent esophageal cancer [J]. Clinical cancer research, 2015, 21 (10): 2268 – 2277.

[121] TEW W P, KELSEN D P, ILSON D H. Targeted therapies for esophageal cancer [J]. The oncologist, 2005, 10 (8): 590 – 601.

[122] TWARDOWSKI P, WONG J Y C, PAL S K, et al. Randomized phase II trial of sipuleucel-T immunotherapy preceded by sensitizing radiation therapy and sipuleucel-T alone in patients with metastatic castrate resistant prostate cancer [J]. Cancer treatment and research communications, 2019, 19: 100116.

[123] LAMERS C H, SLEIJFER S, VULTO A G, et al. Treatment of metastatic renal cell carcinoma with autologous T-lymphocytes genetically retargeted against carbonic anhydrase IX: first clinical experience [J]. Journal of clinical oncology, 2006, 24 (13): e20 – e22.

[124] JUNGHANS R P, MA Q, RATHORE R, et al. Phase I trial of anti-PSMA designer CAR-T cells in prostate cancer: possible role for interacting interleukin 2-T cell pharmacodynamics as a determinant of clinical response [J]. Prostate, 2016, 76 (14): 1257 – 1270.

[125] HENG D Y, XIE W, REGAN M M, et al. Prognostic factors for overall survival in patients with metastatic renal cell carcinoma treated with vascular endothelial growth factor-targeted agents: results from a large, multicenter study [J]. Journal of clinical oncology, 2009, 27 (34): 5794 – 5799.

[126] NEGRIER S, ESCUDIER B, LASSET C, et al. Recombinant human interleukin-2, recombinant human interferon alfa-2a, or both in metastatic renal-cell carcinoma. Groupe Francais d'Immunotherapie [J]. New England journal of medicine, 1998, 338 (18): 1272 – 1278.

[127] ATZPODIEN J, KIRCHNER H, JONAS U, et al. Interleukin-2 and interferon alfa-2a-based immunochemotherapy in advanced renal cell carcinoma: a prospectively randomized trial of the German Cooperative Renal Carcinoma Chemoimmunotherapy Group (DGCIN) [J]. Journal of clinical oncology, 2004, 22 (7): 1188 – 1194.

[128] SCHWAAB T, SCHWARZER A, WOLF B, et al. Clinical and immunologic effects of intranodal autologous tumor lysate-dendritic cell vaccine with Aldesleukin (Interleukin 2) and IFN-2a therapy in metastatic renal cell carcinoma patients [J]. Clinical cancer research, 2009, 15 (15): 4986 – 4992.

[129] MOTZER R J, MICHAELSON M D, REDMAN B G, et al. Activity of SU11248, a multitargeted inhibitor of vascular endothelial growth factor receptor and platelet-derived growth factor receptor, in patients with metastatic renal cell carcinoma [J]. Journal of clinical oncology, 2006, 24 (1): 16 – 24.

[130] LIU L, ZHANG W, QI X, et al. Randomized study of autologous cytokine-induced killer cell immunotherapy in metastatic renal carcinoma [J]. Clinical cancer research, 2012, 18 (6): 1751 – 1759.

[131] ZHANG Y, WANG J, WANG Y, et al. Autologous CIK cell immunotherapy in patients with renal cell carcinoma after radical nephrectomy [J]. Clinical & developmental immunology, 2013, 2013: 195691.

[132] KABELITZ D, WESCH D, PITTERS E, et al. Characterization of tumor reactivity of human V gamma 9V delta 2 gamma delta T cells in vitro and in SCID mice in vivo [J]. Journal of immunology, 2004, 173 (11): 6767 – 6776.

[133] BRANDES M, WILLIMANN K, MOSER B. Professional antigen-presentation function by human gammadelta T Cells [J]. Science, 2005, 309 (5732): 264 – 268.

[134] KOBAYASHI H, TANAKA Y, YAGI J, et al. Safety profile and anti-tumor effects of adoptive immunotherapy using gamma-delta T cells against advanced renal cell carcinoma: a pilot study [J]. Cancer immunology immunotherapy, 2007, 56 (4): 469 – 476.

[135] KOBAYASHI H, TANAKA Y, YAGI J, et al. Phase I / II study of adoptive transfer of gammadelta T cells in combination with zoledronic acid and IL-2 to patients with advanced renal cell carcinoma [J]. Cancer immunology immunotherapy, 2011, 60 (8): 1075 – 1084.

[136] LIN M, XU K, LIANG S, et al. Prospective study of percutaneous cryoablation combined with allogenic NK cell immunotherapy for advanced renal cell cancer [J]. Immunology letters, 2017, 184: 98 – 104.

[137] HINRICHS C S, ROSENBERG S A. Exploiting the curative potential of adoptive T-

cell therapy for cancer [J]. Immunological reviews, 2014, 257 (1): 56 – 71.

[138] GARBUGLIA A R, LAPA D, SIAS C, et al. The use of both therapeutic and prophylactic vaccines in the therapy of papillomavirus disease [J]. Frontiers in immunology, 2020, 11: 188.

[139] STEVANOVIC S, DRAPER L M, LANGHAN M M, et al. Complete regression of metastatic cervical cancer after treatment with human papillomavirus-targeted tumor-infiltrating T cells [J]. Journal of clinical oncology, 2015, 33 (14): 1543 – 1550.

[140] CHEN B, LIU L, XU H, et al. Effectiveness of immune therapy combined with chemotherapy on the immune function and recurrence rate of cervical cancer [J]. Experimental and therapeutic medicine, 2015, 9 (3): 1063 – 1067.

[141] SIEGEL R, WARD E, BRAWLEY O, et al. Cancer statistics, 2011: the impact of eliminating socioeconomic and racial disparities on premature cancer deaths [J]. CA: a cancer journal for clinicians, 2011, 61 (4): 212 – 236.

[142] TOKH M, BATHINI V, SAIF M W. First-line treatment of metastatic pancreatic cancer [J]. JOP, 2012, 13 (2): 159 – 162.

[143] MARTEN A, BUCHLER M W. Immunotherapy of pancreatic carcinoma [J]. Current opinion investigational drugs, 2008, 9 (6): 565 – 569.

[144] NIU L, CHEN J, HE L, et al. Combination treatment with comprehensive cryoablation and immunotherapy in metastatic pancreatic cancer [J]. Pancreas, 2013, 42 (7): 1143 – 1149.

[145] MARTIN R C. Irreversible electroporation of locally advanced pancreatic head adenocarcinoma [J]. Journal of gastrointestinal surgery, 2013, 17 (10): 1850 – 1856.

[146] MARTIN R C, 2ND, MCFARLAND K, ELLIS S, et al. Irreversible electroporation in locally advanced pancreatic cancer: potential improved overall survival [J]. Annals of surgical oncology, 2013, 20 (Suppl 3): S443 – S449.

[147] LIN M, LIANG S Z, WANG X H, et al. Short-term clinical efficacy of percutaneous irreversible electroporation combined with allogeneic natural killer cell for treating metastatic pancreatic cancer [J]. Immunology letters, 2017, 186: 20 – 27.

[148] LIN M, LIANG S Z, WANG X H, et al. Percutaneous irreversible electroporation combined with allogeneic natural killer cell immunotherapy for patients with unresectable (stage Ⅲ/Ⅳ) pancreatic cancer: a promising treatment [J]. Journal of cancer research and clinical oncology, 2017, 143 (12): 2607 – 2618.

[149] LIN M, ALNAGGAR M, LIANG S, et al. An important discovery on combination of irreversible electroporation and allogeneic natural killer cell immunotherapy for unresectable pancreatic cancer [J]. Oncotarget, 2017, 8 (60): 101795 – 101807.

[150] PASTAN I, HASSAN R. Discovery of mesothelin and exploiting it as a target for immunotherapy [J]. Cancer research, 2014, 74 (11): 2907 – 2912.

[151] BEATTY G L, HAAS A R, MAUS M V, et al. Mesothelin-specific chimeric antigen

receptor mRNA-engineered T cells induce anti-tumor activity in solid malignancies [J]. Cancer immunology research, 2014, 2 (2): 112 – 120.

[152] BEATTY G L, O'HARA M H, LACEY S F, et al. Activity of mesothelin-specific chimeric antigen receptor T cells against pancreatic carcinoma metastases in a phase I trial [J]. Gastroenterology, 2018, 155 (1): 29 – 32.

[153] LI Y, PAN K, LIU L Z, et al. Sequential cytokine-induced killer cell immunotherapy enhances the efficacy of the gemcitabine plus cisplatin chemotherapy regimen for metastatic nasopharyngeal carcinoma [J]. Plos one, 2015, 10 (6): e0130620.

[154] GRITZAPIS A D, DIMITROULOPOULOS D, PARASKEVAS E, et al. Large-scale expansion of CD3 ( + ) CD56 ( + ) lymphocytes capable of lysing autologous tumor cells with cytokine-rich supernatants [J]. Cancer immunology immunotherapy, 2002, 51 (8): 440 – 448.

[155] SHI M, ZHANG B, TANG Z R, et al. Autologous cytokine-induced killer cell therapy in clinical trial phase I is safe in patients with primary hepatocellular carcinoma [J]. World journal of gastroenterology, 2004, 10 (8): 1146 – 1151.

[156] LEES M, SEAL R F, SPADY D, et al. Randomized trial of success of pediatric anesthesiologists learning to use two video laryngoscopes [J]. Paediatric anaesthesia, 2013, 23 (5): 435 – 439.

[157] SECONDINO S, ZECCA M, LICITRA L, et al. T-cell therapy for EBV-associated nasopharyngeal carcinoma: preparative lymphodepleting chemotherapy does not improve clinical results [J]. Annals of oncology, 2012, 23 (2): 435 – 441.

[158] CHIA W K, TEO M, WANG W W, et al. Adoptive T-cell transfer and chemotherapy in the first-line treatment of metastatic and/or locally recurrent nasopharyngeal carcinoma [J]. Molecular therapy, 2014, 22 (1): 132 – 139.

[159] KEMPF-BIELACK B, BIELACK S S, JURGENS H, et al. Osteosarcoma relapse after combined modality therapy: an analysis of unselected patients in the Cooperative Osteosarcoma Study Group ( COSS) [J]. Journal of clinical oncology, 2005, 23 (3): 559 – 568.

[160] BIELACK S S, KEMPF-BIELACK B, BRANSCHEID D, et al. Second and subsequent recurrences of osteosarcoma: presentation, treatment, and outcomes of 249 consecutive cooperative osteosarcoma study group patients [J]. Journal of clinical oncology, 2009, 27 (4): 557 – 565.

[161] NICHOLAOU T, EBERT L M, DAVIS I D, et al. Regulatory T-cell-mediated attenuation of T-cell responses to the NY-ESO-1 ISCOMATRIX vaccine in patients with advanced malignant melanoma [J]. Clinical cancer research, 2009, 15 (6): 2166 – 2173.

[162] JAGER E, KARBACH J, GNJATIC S, et al. Recombinant vaccinia/fowlpox NY-ESO-1 vaccines induce both humoral and cellular NY-ESO-1-specific immune responses

in cancer patients [J]. Proceedings of the national academy of sciences of the United States of America, 2006, 103 (39): 14453 – 14458.

[163] LAMERS C H, LANGEVELD S C, GROOT-VAN RUIJVEN C M, et al. Gene-modified T cells for adoptive immunotherapy of renal cell cancer maintain transgene-specific immune functions in vivo [J]. Cancer immunology immunotherapy, 2007, 56 (12): 1875 – 1883.

[164] ODUNSI K, QIAN F, MATSUZAKI J, et al. Vaccination with an NY-ESO-1 peptide of HLA class Ⅰ / Ⅱ specificities induces integrated humoral and T cell responses in ovarian cancer [J]. Proceedings of the national academy of sciences of the United States of America, 2007, 104 (31): 12837 – 12842.

[165] ROBBINS P F, MORGAN R A, FELDMAN S A, et al. Tumor regression in patients with metastatic synovial cell sarcoma and melanoma using genetically engineered lymphocytes reactive with NY-ESO-1 [J]. Journal of clinical oncology, 2011, 29 (7): 917 – 924.

[166] ROBBINS P F, KASSIM S H, TRAN T L, et al. A pilot trial using lymphocytes genetically engineered with an NY-ESO-1-reactive T-cell receptor: long-term follow-up and correlates with response [J]. Clinical cancer research, 2015, 21 (5): 1019 – 1027.

[167] TAMAMYAN G, KADIA T, RAVANDI F, et al. Frontline treatment of acute myeloid leukemia in adults [J]. Critical reviews in oncology/hematology, 2017, 110: 20 – 34.

[168] SEKERES M A. Treatment of older adults with acute myeloid leukemia: state of the art and current perspectives [J]. Haematologica, 2008, 93 (12): 1769 – 1772.

[169] GREINER J, DOHNER H, SCHMITT M. Cancer vaccines for patients with acute myeloid leukemia-definition of leukemia-associated antigens and current clinical protocols targeting these antigens [J]. Haematologica, 2006, 91 (12): 1653 – 1661.

[170] VAN TENDELOO V F, PONSAERTS P, LARDON F, et al. Highly efficient gene delivery by mRNA electroporation in human hematopoietic cells: superiority to lipofection and passive pulsing of mRNA and to electroporation of plasmid cDNA for tumor antigen loading of dendritic cells [J]. Blood, 2001, 98 (1): 49 – 56.

[171] REZVANI K, YONG A S, MIELKE S, et al. Leukemia-associated antigen-specific T-cell responses following combined PR1 and WT1 peptide vaccination in patients with myeloid malignancies [J]. Blood, 2008, 111 (1): 236 – 242.

[172] KEILHOLZ U, LETSCH A, BUSSE A, et al. A clinical and immunologic phase 2 trial of Wilms tumor gene product 1 (WT1) peptide vaccination in patients with AML and MDS [J]. Blood, 2009, 113 (26): 6541 – 6548.

[173] OKA Y, TSUBOI A, TAGUCHI T, et al. Induction of WT1 (Wilms' tumor gene)-specific cytotoxic T lymphocytes by WT1 peptide vaccine and the resultant cancer regression [J]. Proceedings of the national academy of sciences of the United States of America, 2004, 101 (38): 13885 – 13890.

[174] VAN TENDELOO V F, VAN DE VELDE A, VAN DRIESSCHE A, et al. Induction of complete and molecular remissions in acute myeloid leukemia by Wilms' tumor 1 antigen-targeted dendritic cell vaccination [J]. Proceedings of the national academy of sciences of the United States of America, 2010, 107 (31): 13824 – 13829.

[175] COIFFIER B, LEPAGE E, BRIERE J, et al. CHOP chemotherapy plus rituximab compared with CHOP alone in elderly patients with diffuse large-B-cell lymphoma [J]. New England journal of medicine, 2002, 346 (4): 235 – 242.

[176] YANG B, LU X C, YU R L, et al. Repeated transfusions of autologous cytokine-induced killer cells for treatment of haematological malignancies in elderly patients: a pilot clinical trial [J]. Hematological oncology, 2012, 30 (3): 115 – 122.

[177] WALTER R B, GOOLEY T A, WOOD B L, et al. Impact of pretransplantation minimal residual disease, as detected by multiparametric flow cytometry, on outcome of myeloablative hematopoietic cell transplantation for acute myeloid leukemia [J]. Journal of clinical oncology, 2011, 29 (9): 1190 – 1197.

[178] RUBNITZ J E, INABA H, RIBEIRO R C, et al. NKAML: a pilot study to determine the safety and feasibility of haploidentical natural killer cell transplantation in childhood acute myeloid leukemia [J]. Journal of clinical oncology, 2010, 28 (6): 955 – 959.

[179] DOLSTRA H, ROEVEN M W H, SPANHOLTZ J, et al. Successful transfer of umbilical cord blood CD34 ( + ) hematopoietic stem and progenitor-derived NK cells in older acute myeloid leukemia patients [J]. Clinical cancer research, 2017, 23 (15): 4107 – 4118.

[180] GRUPP S A, KALOS M, BARRETT D, et al. Chimeric antigen receptor-modified T cells for acute lymphoid leukemia [J]. New England journal of medicine, 2013, 368 (16): 1509 – 1518.

[181] BEHRENS E M, CANNA S W, SLADE K, et al. Repeated TLR9 stimulation results in macrophage activation syndrome-like disease in mice [J]. Journal of clinical investigation, 2011, 121 (6): 2264 – 2277.

[182] HOTFILDER M, ROTTGERS S, ROSEMANN A, et al. Leukemic stem cells in childhood high-risk ALL/t (9; 22) and t (4; 11) are present in primitive lymphoid-restricted CD34 $^+$ CD19 $^-$ cells [J]. Cancer research, 2005, 65 (4): 1442 – 1449.

[183] MAUDE S L, FREY N, SHAW P A, et al. Chimeric antigen receptor T cells for sustained remissions in leukemia [J]. New England journal of medicine, 2014, 371 (16): 1507 – 1517.

[184] DOHNER H, FISCHER K, BENTZ M, et al. p53 gene deletion predicts for poor survival and non-response to therapy with purine analogs in chronic B-cell leukemias [J]. Blood, 1995, 85 (6): 1580 – 1589.

[185] BRENTJENS R J, DAVILA M L, RIVIERE I, et al. CD19-targeted T cells rapidly induce molecular remissions in adults with chemotherapy-refractory acute lymphoblastic

leukemia [J]. Science translational medicine, 2013, 5 (177): 177ra138.

[186] DAVILA M L, RIVIERE I, WANG X, et al. Efficacy and toxicity management of 19-28z CAR T cell therapy in B cell acute lymphoblastic leukemia [J]. Science translational medicine, 2014, 6 (224): 224ra225.

[187] LU X C, YANG B, YU R L, et al. Clinical study of autologous cytokine-induced killer cells for the treatment of elderly patients with diffuse large B-cell lymphoma [J]. Cell biochemistry and biophysics, 2012, 62 (1): 257 – 265.

[188] REFF M E, CARNER K, CHAMBERS K S, et al. Depletion of B cells in vivo by a chimeric mouse human monoclonal antibody to CD20 [J]. Blood, 1994, 83 (2): 435 – 445.

[189] WANG J, PRESS O W, LINDGREN C G, et al. Cellular immunotherapy for follicular lymphoma using genetically modified CD20-specific CD8 + cytotoxic T lymphocytes [J]. Molecular therapy, 2004, 9 (4): 577 – 586.

[190] TILL B G, JENSEN M C, WANG J, et al. Adoptive immunotherapy for indolent non-Hodgkin lymphoma and mantle cell lymphoma using genetically modified autologous CD20-specific T cells [J]. Blood, 2008, 112 (6): 2261 – 2271.

[191] KOCHENDERFER J N, DUDLEY M E, FELDMAN S A, et al. B-cell depletion and remissions of malignancy along with cytokine-associated toxicity in a clinical trial of anti-CD19 chimeric-antigen-receptor-transduced T cells [J]. Blood, 2012, 119 (12): 2709 – 2720.

[192] LOCKE F L, NEELAPU S S, BARTLETT N L, et al. Phase 1 results of ZUMA-1: a multicenter study of KTE-C19 anti-CD19 CAR T cell therapy in refractory aggressive lymphoma [J]. Molecular therapy, 2017, 25 (1): 285 – 295.

[193] BRUDNO J N, KOCHENDERFER J N. Toxicities of chimeric antigen receptor T cells: recognition and management [J]. Blood, 2016, 127 (26): 3321 – 3330.

[194] NAMUDURI M, BRENTJENS R J. Medical management of side effects related to CAR T cell therapy in hematologic malignancies [J]. Expert review of hematology, 2016, 9 (6): 511 – 513.

[195] SAVOLDO B, RAMOS C A, LIU E, et al. CD28 costimulation improves expansion and persistence of chimeric antigen receptor-modified T cells in lymphoma patients [J]. Journal of clinical investigation, 2011, 121 (5): 1822 – 1826.

[196] WANG J, JENSEN M, LIN Y, et al. Optimizing adoptive polyclonal T cell immunotherapy of lymphomas, using a chimeric T cell receptor possessing CD28 and CD137 costimulatory domains [J]. Human gene therapy, 2007, 18 (8): 712 – 725.

[197] TILL B G, JENSEN M C, WANG J, et al. CD20-specific adoptive immunotherapy for lymphoma using a chimeric antigen receptor with both CD28 and 4-1BB domains: pilot clinical trial results [J]. Blood, 2012, 119 (17): 3940 – 3950.

[198] LAWS E R, PARNEY I F, HUANG W, et al. Survival following surgery and prog-

nostic factors for recently diagnosed malignant glioma: data from the Glioma Outcomes Project [J]. Journal of neurosurgery, 2003, 99 (3): 467 – 473.

[199] STUPP R, MASON W P, VAN DEN BENT M J, et al. Radiotherapy plus concomitant and adjuvant temozolomide for glioblastoma [J]. New England journal of medicine, 2005, 352 (10): 987 – 996.

[200] Comprehensive genomic characterization defines human glioblastoma genes and core pathways [J]. Nature, 2008, 455 (7216): 1061 – 1068.

[201] CHANG C N, HUANG Y C, YANG D M, et al. A phase I / II clinical trial investigating the adverse and therapeutic effects of a postoperative autologous dendritic cell tumor vaccine in patients with malignant glioma [J]. Journal of clinical neuroscience, 2011, 18 (8): 1048 – 1054.

[202] PELLEGATTA S, EOLI M, FRIGERIO S, et al. The natural killer cell response and tumor debulking are associated with prolonged survival in recurrent glioblastoma patients receiving dendritic cells loaded with autologous tumor lysates [J]. Oncoimmunology, 2013, 2 (3): e23401.

[203] VIK-MO E O, NYAKAS M, MIKKELSEN B V, et al. Therapeutic vaccination against autologous cancer stem cells with mRNA-transfected dendritic cells in patients with glioblastoma [J]. Cancer immunology immunotherapy, 2013, 62 (9): 1499 – 1509.

[204] THACI B, BROWN C E, BINELLO E, et al. Significance of interleukin-13 receptor alpha 2-targeted glioblastoma therapy [J]. Neuro-oncology, 2014, 16 (10): 1304 – 1312.

[205] BROWN C E, VISHWANATH R P, AGUILAR B, et al. Tumor-derived chemokine MCP-1/CCL2 is sufficient for mediating tumor tropism of adoptively transferred T cells [J]. Journal of immunology, 2007, 179 (5): 3332 – 3341.

[206] BROWN C E, STARR R, AGUILAR B, et al. Stem-like tumor-initiating cells isolated from IL13Ralpha2 expressing gliomas are targeted and killed by IL13-zetakine-redirected T Cells [J]. Clinical cancer research, 2012, 18 (8): 2199 – 2209.

[207] BROWN C E, BADIE B, BARISH M E, et al. Bioactivity and safety of IL13Ralpha2-redirected chimeric antigen receptor CD8 + T cells in patients with recurrent glioblastoma [J]. Clinical cancer research, 2015, 21 (18): 4062 – 4072.

[208] YAGHOUBI S S, JENSEN M C, SATYAMURTHY N, et al. Noninvasive detection of therapeutic cytolytic T cells with 18F-FHBG PET in a patient with glioma [J]. Nature clinical practice oncology, 2009, 6 (1): 53 – 58.

[209] RIDOLFI L, PETRINI M, FIAMMENGHI L, et al. Dendritic cell-based vaccine in advanced melanoma: update of clinical outcome [J]. Melanoma research, 2011, 21 (6): 524 – 529.

[210] GOFF S L, SMITH F O, KLAPPER J A, et al. Tumor infiltrating lymphocyte therapy for metastatic melanoma: analysis of tumors resected for TIL [J]. Journal of immuno-

therapy, 2010, 33 (8): 840 – 847.

[211] ZHOU J, SHEN X, HUANG J, et al. Telomere length of transferred lymphocytes correlates with in vivo persistence and tumor regression in melanoma patients receiving cell transfer therapy [J]. Journal of immunology, 2005, 175 (10): 7046 – 7052.

[212] TRAN K Q, ZHOU J, DURFLINGER K H, et al. Minimally cultured tumor-infiltrating lymphocytes display optimal characteristics for adoptive cell therapy [J]. Journal of immunotherapy, 2008, 31 (8): 742 – 751.

[213] BESSER M J, SHAPIRA-FROMMER R, TREVES A J, et al. Minimally cultured or selected autologous tumor-infiltrating lymphocytes after a lympho-depleting chemotherapy regimen in metastatic melanoma patients [J]. Journal of immunotherapy, 2009, 32 (4): 415 – 423.

[214] BESSER M J, SHAPIRA-FROMMER R, TREVES A J, et al. Clinical responses in a phase II study using adoptive transfer of short-term cultured tumor infiltration lymphocytes in metastatic melanoma patients [J]. Clinical cancer research, 2010, 16 (9): 2646 – 2655.

[215] ROSENBERG S A, YANG J C, SHERRY R M, et al. Durable complete responses in heavily pretreated patients with metastatic melanoma using T-cell transfer immunotherapy [J]. Clinical cancer research, 2011, 17 (13): 4550 – 4557.

[216] BESSER M J, SHAPIRA-FROMMER R, ITZHAKI O, et al. Adoptive transfer of tumor-infiltrating lymphocytes in patients with metastatic melanoma: intent-to-treat analysis and efficacy after failure to prior immunotherapies [J]. Clinical cancer research, 2013, 19 (17): 4792 – 4800.

[217] EXLEY M A, FRIEDLANDER P, ALATRAKCHI N, et al. Adoptive transfer of invariant NKT cells as immunotherapy for advanced melanoma: a phase I clinical trial [J]. Clinical cancer research, 2017, 23 (14): 3510 – 3519.

[218] TZANNOU I, LEEN A M. Preventing stem cell transplantation-associated viral infections using T-cell therapy [J]. Immunotherapy, 2015, 7 (7): 793 – 810.

[219] PAPADOPOULOS E B, LADANYI M, EMANUEL D, et al. Infusions of donor leukocytes to treat Epstein-Barr virus-associated lymphoproliferative disorders after allogeneic bone marrow transplantation [J]. New England journal of medicine, 1994, 330 (17): 1185 – 1191.

[220] HROMAS R, CORNETTA K, SROUR E, et al. Donor leukocyte infusion as therapy of life-threatening adenoviral infections after T-cell-depleted bone marrow transplantation [J]. Blood, 1994, 84 (5): 1689 – 1690.

[221] COURIEL D, CANOSA J, ENGLER H, et al. Early reactivation of cytomegalovirus and high risk of interstitial pneumonitis following T-depleted BMT for adults with hematological malignancies [J]. Bone marrow transplantation, 1996, 18 (2): 347 – 353.

[222] SARTORI A M. A review of the varicella vaccine in immunocompromised individuals

[J]. International journal of infectious diseases, 2004, 8 (5): 259 –270.

[223] GERSHON A A, ARVIN A M, SHAPIRO E. Varicella vaccine [J]. New England journal of medicine, 2007, 356 (25): 2648 –2649.

[224] Dynamics in children and adolescents who experience varicella zoster virus infections after haematopoietic stem cell transplantation: a case-control study [J]. Epidemiology and infection, 2011, 139 (11): 1701 –1709.

[225] BLYTH E, GAUNDAR S S, CLANCY L, et al. Clinical-grade varicella zoster virus-specific T cells produced for adoptive immunotherapy in hemopoietic stem cell transplant recipients [J]. Cytotherapy, 2012, 14 (6): 724 –732.

[226] MA C K, BLYTH E, CLANCY L, et al. Addition of varicella zoster virus-specific T cells to cytomegalovirus, Epstein-Barr virus and adenovirus tri-specific T cells as adoptive immunotherapy in patients undergoing allogeneic hematopoietic stem cell transplantation [J]. Cytotherapy, 2015, 17 (10): 1406 –1420.

[227] CLUTTER D S, JORDAN M R, BERTAGNOLIO S, et al. HIV-1 drug resistance and resistance testing [J]. Infection genetics and evolution, 2016, 46: 292 –307.

[228] LIEBERMAN J, SKOLNIK P R, PARKERSON G R, 3RD, et al. Safety of autologous, ex vivo-expanded human immunodeficiency virus (HIV) -specific cytotoxic T-lymphocyte infusion in HIV-infected patients [J]. Blood, 1997, 90 (6): 2196 –2206.

[229] BRODIE S J, LEWINSOHN D A, PATTERSON B K, et al. In vivo migration and function of transferred HIV-1-specific cytotoxic T cells [J]. Nature medicine, 1999, 5 (1): 34 –41.

[230] TAN R, XU X, OGG G S, et al. Rapid death of adoptively transferred T cells in acquired immunodeficiency syndrome [J]. Blood, 1999, 93 (5): 1506 –1510.

[231] SUNG J A, PATEL S, CLOHOSEY M L, et al. HIV-specific, ex vivo expanded T cell therapy: feasibility, safety, and efficacy in ART-suppressed HIV-infected individuals [J]. Molecular therapy, 2018, 26 (10): 2496 –2506.

[232] MITSUYASU R T, ANTON P A, DEEKS S G, et al. Prolonged survival and tissue trafficking following adoptive transfer of CD4zeta gene-modified autologous CD4 ( + ) and CD8 ( + ) T cells in human immunodeficiency virus-infected subjects [J]. Blood, 2000, 96 (3): 785 –793.

[233] DEEKS S G, WAGNER B, ANTON P A, et al. A phase II randomized study of HIV-specific T-cell gene therapy in subjects with undetectable plasma viremia on combination antiretroviral therapy [J]. Molecular therapy, 2002, 5 (6): 788 –797.

[234] GILLESPIE G M, WILLS M R, APPAY V, et al. Functional heterogeneity and high frequencies of cytomegalovirus-specific CD8 ( + ) T lymphocytes in healthy seropositive donors [J]. Journal of virology, 2000, 74 (17): 8140 –8150.

[235] CWYNARSKI K, AINSWORTH J, COBBOLD M, et al. Direct visualization of cyto-

megalovirus-specific T-cell reconstitution after allogeneic stem cell transplantation [J].
Blood, 2001, 97 (5): 1232 - 1240.

[236] RIDDELL S R, WATANABE K S, GOODRICH J M, et al. Restoration of viral im-
munity in immunodeficient humans by the adoptive transfer of T cell clones [J]. Sci-
ence, 1992, 257 (5067): 238 - 241.

[237] WALTER E A, GREENBERG P D, GILBERT M J, et al. Reconstitution of cellular
immunity against cytomegalovirus in recipients of allogeneic bone marrow by transfer of
T-cell clones from the donor [J]. New England journal of medicine, 1995, 333
(16): 1038 - 1044.

[238] COBBOLD M, KHAN N, POURGHEYSARI B, et al. Adoptive transfer of cytomega-
lovirus-specific CTL to stem cell transplant patients after selection by HLA-peptide tet-
ramers [J]. Journal of experimental medicine, 2005, 202 (3): 379 - 386.

[239] PEGGS K S, VERFUERTH S, PIZZEY A, et al. Cytomegalovirus-specific T cell im-
munotherapy promotes restoration of durable functional antiviral immunity following allo-
geneic stem cell transplantation [J]. Clinical infectious diseases, 2009, 49 (12):
1851 - 1860.

[240] PEGGS K S, HUNTER A, CHOPRA R, et al. Clinical evidence of a graft-versus-
Hodgkin's-lymphoma effect after reduced-intensity allogeneic transplantation [J]. Lan-
cet, 2005, 365 (9475): 1934 - 1941.

[241] MA C K K, CLANCY L, SIMMS R, et al. Adjuvant peptide pulsed dendritic cell
vaccination in addition to T cell adoptive immunotherapy for cytomegalovirus infection in
allogeneic hematopoietic stem cell transplantation recipients [J]. Biology of blood and
marrow transplantation, 2018, 24 (1): 71 - 77.

[242] HERTZBERG M, GRIGG A, GOTTLIEB D, et al. Reduced-intensity allogeneic hae-
mopoietic stem cell transplantation induces durable responses in patients with chronic B
lymphoproliferative disorders [J]. Bone marrow transplantation, 2006, 37 (10):
923 - 928.

[243] KIM H J, KIM S Y, LEE M H, et al. Peripheral blood stem cell transplantation from
human leukocyte antigen-matched sibling donors and unrelated donors in acute myeloid
leukemia patients [J]. Acta haematologica, 2013, 130 (3): 206 - 216.

[244] NEUENHAHN M, ALBRECHT J, ODENDAHL M, et al. Transfer of minimally ma-
nipulated CMV-specific T cells from stem cell or third-party donors to treat CMV infec-
tion after allo-HSCT [J]. Leukemia, 2017, 31 (10): 2161 - 2171.

[245] TZANNOU I, PAPADOPOULOU A, NAIK S, et al. Off-the-shelf virus-specific T
cells to treat BK virus, human herpesvirus 6, cytomegalovirus, Epstein-Barr virus,
and adenovirus infections after allogeneic hematopoietic stem-cell transplantation [J].
Journal of clinical oncology, 2017, 35 (31): 3547 - 3557.

[246] LION T, BAUMGARTINGER R, WATZINGER F, et al. Molecular monitoring of ad-

enovirus in peripheral blood after allogeneic bone marrow transplantation permits early diagnosis of disseminated disease [J]. Blood, 2003, 102 (3): 1114-1120.

[247] FEUCHTINGER T, LUCKE J, HAMPRECHT K, et al. Detection of adenovirus-specific T cells in children with adenovirus infection after allogeneic stem cell transplantation [J]. British journal of haematology, 2005, 128 (4): 503-509.

[248] FEUCHTINGER T, MATTHES-MARTIN S, RICHARD C, et al. Safe adoptive transfer of virus-specific T-cell immunity for the treatment of systemic adenovirus infection after allogeneic stem cell transplantation [J]. British journal of haematology, 2006, 134 (1): 64-76.

[249] QIAN C, CAMPIDELLI A, WANG Y, et al. Curative or pre-emptive adenovirus-specific T cell transfer from matched unrelated or third party haploidentical donors after HSCT, including UCB transplantations: a successful phase I / II multicenter clinical trial [J]. Journal of hematology and oncology, 2017, 10 (1): 102.

[250] BOLLARD C M, HESLOP H E. T cells for viral infections after allogeneic hematopoietic stem cell transplant [J]. Blood, 2016, 127 (26): 3331-3340.

[251] PELLO O M, INNES A J, BRADSHAW A, et al. BKV-specific T cells in the treatment of severe refractory haemorrhagic cystitis after HLA-haploidentical haematopoietic cell transplantation [J]. European journal of haematology, 2017, 98 (6): 632-634.

[252] WEIST B J, SCHMUECK M, FUEHRER H, et al. The role of CD4 ( + ) T cells in BKV-specific T cell immunity [J]. Medical microbiology and immunology, 2014, 203 (6): 395-408.

[253] BURNS D M, CRAWFORD D H. Epstein-Barr virus-specific cytotoxic T-lymphocytes for adoptive immunotherapy of post-transplant lymphoproliferative disease [J]. Blood reviews, 2004, 18 (3): 193-209.

[254] ROONEY C M, SMITH C A, NG C Y, et al. Infusion of cytotoxic T cells for the prevention and treatment of Epstein-Barr virus-induced lymphoma in allogeneic transplant recipients [J]. Blood, 1998, 92 (5): 1549-1555.

[255] COMOLI P, BASSO S, ZECCA M, et al. Preemptive therapy of EBV-related lymphoproliferative disease after pediatric haploidentical stem cell transplantation [J]. American journal of transplantation, 2007, 7 (6): 1648-1655.

[256] ICHEVA V, KAYSER S, WOLFF D, et al. Adoptive transfer of Epstein-Barr virus (EBV) nuclear antigen 1-specific t cells as treatment for EBV reactivation and lymphoproliferative disorders after allogeneic stem-cell transplantation [J]. Journal of clinical oncology, 2013, 31 (1): 39-48.

[257] HAQUE T, WILKIE G M, JONES M M, et al. Allogeneic cytotoxic T-cell therapy for EBV-positive posttransplantation lymphoproliferative disease: results of a phase 2 multicenter clinical trial [J]. Blood, 2007, 110 (4): 1123-1131.

[258] HESLOP H E, SLOBOD K S, PULE M A, et al. Long-term outcome of EBV-specific

T-cell infusions to prevent or treat EBV-related lymphoproliferative disease in transplant recipients [J]. Blood, 2010, 115 (5): 925 –935.

[259] KONTOYIANNIS D P, MARR K A, PARK B J, et al. Prospective surveillance for invasive fungal infections in hematopoietic stem cell transplant recipients, 2001 – 2006: overview of the Transplant-Associated Infection Surveillance Network (TRANS-NET) Database [J]. Clinical infectious diseases, 2010, 50 (8): 1091 –1100.

[260] BOZZA S, PERRUCCIO K, MONTAGNOLI C, et al. A dendritic cell vaccine against invasive aspergillosis in allogeneic hematopoietic transplantation [J]. Blood, 2003, 102 (10): 3807 –3814.

[261] PERRUCCIO K, TOSTI A, BURCHIELLI E, et al. Transferring functional immune responses to pathogens after haploidentical hematopoietic transplantation [J]. Blood, 2005, 106 (13): 4397 –4406.

[262] YAMANOUCHI J, RAINBOW D, SERRA P, et al. Interleukin-2 gene variation impairs regulatory T cell function and causes autoimmunity [J]. Nature genetics, 2007, 39 (3): 329 –337.

[263] BLUESTONE J A, HEROLD K, EISENBARTH G. Genetics, pathogenesis and clinical interventions in type 1 diabetes [J]. Nature, 2010, 464 (7293): 1293 –1300.

[264] TANG Q, ADAMS J Y, PENARANDA C, et al. Central role of defective interleukin-2 production in the triggering of islet autoimmune destruction [J]. Immunity, 2008, 28 (5): 687 –697.

[265] LONG S A, CEROSALETTI K, BOLLYKY P L, et al. Defects in IL-2R signaling contribute to diminished maintenance of FOXP3 expression in CD4 (+) CD25 (+) regulatory T-cells of type 1 diabetic subjects [J]. Diabetes, 2010, 59 (2): 407 –415.

[266] BLUESTONE J A, TROTTA E, XU D. The therapeutic potential of regulatory T cells for the treatment of autoimmune disease [J]. Expert opinion on therapeutic targets, 2015, 19 (8): 1091 –1103.

[267] BENDELAC A, CARNAUD C, BOITARD C, et al. Syngeneic transfer of autoimmune diabetes from diabetic NOD mice to healthy neonates. Requirement for both L3T4 [+] and Lyt-2 [+] T cells [J]. Journal of experimental medicine, 1987, 166 (4): 823 –832.

[268] SAKAGUCHI S, SAKAGUCHI N, ASANO M, et al. Immunologic self-tolerance maintained by activated T cells expressing IL-2 receptor alpha-chains (CD25). Breakdown of a single mechanism of self-tolerance causes various autoimmune diseases [J]. Journal of immunology, 1995, 155 (3): 1151 –1164.

[269] SALOMON B, LENSCHOW D J, RHEE L, et al. B7/CD28 costimulation is essential for the homeostasis of the CD4 [+] CD25 [+] immunoregulatory T cells that control autoimmune diabetes [J]. Immunity, 2000, 12 (4): 431 –440.

[270] GREEN E A, GORELIK L, MCGREGOR C M, et al. CD4 [+] CD25 [+] T regulatory cells control anti-islet CD8 [+] T cells through TGF-beta-TGF-beta receptor interactions in

type 1 diabetes [J]. Proceedings of the national academy of sciences of the United States of America, 2003, 100 (19): 10878 – 10883.

[271] YOU S, SLEHOFFER G, BARRIOT S, et al. Unique role of CD4 + CD62L + regulatory T cells in the control of autoimmune diabetes in T cell receptor transgenic mice [J]. Proceedings of the national academy of sciences of the United States of America, 2004, 101 (Suppl 2): 14580 – 14585.

[272] LIU W, PUTNAM A L, XU-YU Z, et al. CD127 expression inversely correlates with FoxP3 and suppressive function of human CD4 + T reg cells [J]. Journal of experimental medicine, 2006, 203 (7): 1701 – 1711.

[273] PUTNAM A L, BRUSKO T M, LEE M R, et al. Expansion of human regulatory T-cells from patients with type 1 diabetes [J]. Diabetes, 2009, 58 (3): 652 – 662.

[274] MAREK-TRZONKOWSKA N, MYSLIWIEC M, DOBYSZUK A, et al. Administration of CD4 + CD25highCD127-regulatory T cells preserves beta-cell function in type 1 diabetes in children [J]. Diabetes care, 2012, 35 (9): 1817 – 1820.

[275] MAREK-TRZONKOWSKA N, MYSLIWIEC M, DOBYSZUK A, et al. Therapy of type 1 diabetes with CD4 ( + ) CD25 (high) CD127-regulatory T cells prolongs survival of pancreatic islets-results of one year follow-up [J]. Clinical immunology, 2014, 153 (1): 23 – 30.

[276] MAREK-TRZONKOWSKA N, MYSLIWIEC M, IWASZKIEWICZ-GRZES D, et al. Factors affecting long-term efficacy of T regulatory cell-based therapy in type 1 diabetes [J]. Journal of translational medicine, 2016, 14 (1): 332.

[277] BLUESTONE J A, BUCKNER J H, FITCH M, et al. Type 1 diabetes immunotherapy using polyclonal regulatory T cells [J]. Science translational medicine, 2015, 7 (315): 315ra189.

[278] PEYRIN-BIROULET L, DESREUMAUX P, SANDBORN W J, et al. Crohn's disease: beyond antagonists of tumour necrosis factor [J]. Lancet, 2008, 372 (9632): 67 – 81.

[279] GROUX H, O'GARRA A, BIGLER M, et al. A CD4 + T-cell subset inhibits antigen-specific T-cell responses and prevents colitis [J]. Nature, 1997, 389 (6652): 737 – 742.

[280] FOUSSAT A, COTTREZ F, BRUN V, et al. A comparative study between T regulatory type 1 and CD4 + CD25 + T cells in the control of inflammation [J]. Journal of immunology, 2003, 171 (10): 5018 – 5026.

[281] BRUN V, BASTIAN H, NEVEU V, et al. Clinical grade production of IL-10 producing regulatory Tr1 lymphocytes for cell therapy of chronic inflammatory diseases [J]. International immunopharmacology, 2009, 9 (5): 609 – 613.

[282] DESREUMAUX P, FOUSSAT A, ALLEZ M, et al. Safety and efficacy of antigen-specific regulatory T-cell therapy for patients with refractory Crohn's disease [J]. Gas-

troenterology, 2012, 143 (5): 1207 – 1217.

[283] ANDERSON A E, SWAN D J, SAYERS B L, et al. LPS activation is required for migratory activity and antigen presentation by tolerogenic dendritic cells [J]. Journal of leukocyte biology, 2009, 85 (2): 243 – 250.

[284] STOOP J N, HARRY R A, VON DELWIG A, et al. Therapeutic effect of tolerogenic dendritic cells in established collagen-induced arthritis is associated with a reduction in Th17 responses [J]. Arthritis and rheumatism, 2010, 62 (12): 3656 – 3665.

[285] BELL G M, ANDERSON A E, DIBOLL J, et al. Autologous tolerogenic dendritic cells for rheumatoid and inflammatory arthritis [J]. Annals of the rheumatic diseases, 2017, 76 (1): 227 – 234.

[286] THOMPSON A G, O'SULLIVAN B J, BEAMISH H, et al. T cells signaled by NF-kappa B-dendritic cells are sensitized not anergic to subsequent activation [J]. Journal of immunology, 2004, 173 (3): 1671 – 1680.

[287] MARTIN E, CAPINI C, DUGGAN E, et al. Antigen-specific suppression of established arthritis in mice by dendritic cells deficient in NF-kappa B [J]. Arthritis and rheumatism, 2007, 56 (7): 2255 – 2266.

[288] BENHAM H, NEL H J, LAW S C, et al. Citrullinated peptide dendritic cell immunotherapy in HLA risk genotype-positive rheumatoid arthritis patients [J]. Science translational medicine, 2015, 7 (290): 290ra287.

[289] SCALAPINO K J, DAIKH D I. Suppression of glomerulonephritis in NZB/NZW lupus prone mice by adoptive transfer of ex vivo expanded regulatory T cells [J]. Plos one, 2009, 4 (6): e6031.

[290] OHL K, TENBROCK K. Regulatory T cells in systemic lupus erythematosus [J]. European journal of immunology, 2015, 45 (2): 344 – 355.

[291] HE J, ZHANG X, WEI Y, et al. Low-dose interleukin-2 treatment selectively modulates CD4 ( + ) T cell subsets in patients with systemic lupus erythematosus [J]. Nature medicine, 2016, 22 (9): 991 – 993.

[292] DALL'ERA M, PAULI M L, REMEDIOS K, et al. Adoptive Treg cell therapy in a patient with systemic lupus erythematosus [J]. Arthritis & rheumatology, 2019, 71 (3): 431 – 440.

[293] PAKPOOR J, DISANTO G, GERBER J E, et al. The risk of developing multiple sclerosis in individuals seronegative for Epstein-Barr virus: a meta-analysis [J]. Multiple sclerosis, 2013, 19 (2): 162 – 166.

[294] PENDER M P, CSURHES P A, LENARCZYK A, et al. Decreased T cell reactivity to Epstein-Barr virus infected lymphoblastoid cell lines in multiple sclerosis [J]. Journal of neurology, neurosurgery and psychiatry, 2009, 80 (5): 498 – 505.

[295] PENDER M P, CSURHES P A, SMITH C, et al. Epstein-Barr virus-specific adoptive immunotherapy for progressive multiple sclerosis [J]. Multiple sclerosis, 2014,

20 (11): 1541 –1544.

[296] PENDER M P, CSURHES P A, SMITH C, et al. Epstein-Barr virus-specific T cell therapy for progressive multiple sclerosis [J]. JCI Insight, 2018, 3 (22): e124714.

[297] FATIMA A W, EMAN F, KHALED T, et al. T-regulatory cells in chronic rejection versus stable grafts [J]. Experimental and clinical transplantation, 2015, 13 (Suppl 1): 170 –176.

[298] CHANDRAN S, TANG Q, SARWAL M, et al. Polyclonal regulatory T cell therapy for control of inflammation in kidney transplants [J]. American journal of transplantation, 2017, 17 (11): 2945 –2954.

[299] MATHEW J M, J H V, LEFEVER A, et al. A phase Ⅰ clinical trial with ex vivo expanded recipient regulatory T cells in living donor kidney transplants [J]. Scientific reports, 2018, 8 (1): 7428.

[300] BENITEZ C, LONDONO M C, MIQUEL R, et al. Prospective multicenter clinical trial of immunosuppressive drug withdrawal in stable adult liver transplant recipients [J]. Hepatology, 2013, 58 (5): 1824 –1835.

[301] TODO S, YAMASHITA K, GOTO R, et al. A pilot study of operational tolerance with a regulatory T-cell-based cell therapy in living donor liver transplantation [J]. Hepatology, 2016, 64 (2): 632 –643.

[302] NGUYEN V H, SHASHIDHAR S, CHANG D S, et al. The impact of regulatory T cells on T-cell immunity following hematopoietic cell transplantation [J]. Blood, 2008, 111 (2): 945 –953.

[303] MARTELLI M F, DI IANNI M, RUGGERI L, et al. HLA-haploidentical transplantation with regulatory and conventional T-cell adoptive immunotherapy prevents acute leukemia relapse [J]. Blood, 2014, 124 (4): 638 –644.

[304] NGUYEN V H, ZEISER R, DASILVA D L, et al. In vivo dynamics of regulatory T-cell trafficking and survival predict effective strategies to control graft-versus-host disease following allogeneic transplantation [J]. Blood, 2007, 109 (6): 2649 –2656.

[305] VERNERIS M R, BRUNSTEIN C G, BARKER J, et al. Relapse risk after umbilical cord blood transplantation: enhanced graft-versus-leukemia effect in recipients of 2 units [J]. Blood, 2009, 114 (19): 4293 –4299.

[306] MACMILLAN M L, WEISDORF D J, BRUNSTEIN C G, et al. Acute graft-versus-host disease after unrelated donor umbilical cord blood transplantation: analysis of risk factors [J]. Blood, 2009, 113 (11): 2410 –2415.

[307] BRUNSTEIN C G, MILLER J S, CAO Q, et al. Infusion of ex vivo expanded T regulatory cells in adults transplanted with umbilical cord blood: safety profile and detection kinetics [J]. Blood, 2011, 117 (3): 1061 –1070.

[308] SINGH A K, HORVATH K A, MOHIUDDIN M M. Rapamycin promotes the enrichment of CD4 (+) CD25 (hi) FoxP3 (+) T regulatory cells from naive CD4 (+)

T cells of baboon that suppress antiporcine xenogenic response in vitro [J]. Transplantation proceedings, 2009, 41 (1): 418 – 421.

[309] GAGLIANI N, JOFRA T, VALLE A, et al. Transplant tolerance to pancreatic islets is initiated in the graft and sustained in the spleen [J]. American journal of transplantation, 2013, 13 (8): 1963 – 1975.

[310] ZELLER J C, PANOSKALTSIS-MORTARI A, MURPHY W J, et al. Induction of CD4 $^+$ T cell alloantigen-specific hyporesponsiveness by IL-10 and TGF-beta [J]. Journal of immunology, 1999, 163 (7): 3684 – 3691.

[311] BACCHETTA R, GREGORI S, SERAFINI G, et al. Molecular and functional characterization of allogantigen-specific anergic T cells suitable for cell therapy [J]. Haematologica, 2010, 95 (12): 2134 – 2143.

[312] BACCHETTA R, LUCARELLI B, SARTIRANA C, et al. Immunological outcome in haploidentical-HSC transplanted patients treated with IL-10-anergized donor T cells [J]. Frontiers in immunology, 2014, 5: 16.